新版
転移／逆転移
—臨床の現場から—

氏原 寛・成田善弘編

人文書院

まえがき

転移／逆転移は精神療法のアルファでありオメガである。もともとは精神分析のなかから生まれてきた用語だが、おそらくすべての精神療法のなかで生じていることであろう。広義に解釈すれば、あらゆる人間関係のなかで起きている事態でもあろう。

しかし転移／逆転移について語ることには、治療者を逡巡させるものがある。理論的理解だけではなく、それにかならずしも収まりきらぬ生身の人間と人間の関係について語らねばならず、そこに治療者の体験の深さ（浅さ）と人格が否応なくあらわになるからである。とりわけ逆転移を語ることは、通常人前では口にしない（できない）自身の深い感情をあらわにすることになり、社会的な「私」の底に隠れている生身の「私」を露呈することになる。しかもその「私」は、自分がかくありたいと願っている「私」とはかなり違っていることがほとんどなので、そこに羞恥の気持がはたらく。場合によっては、他者からの非難や軽蔑を招くかもしれないという恐れも生じる。ときには、自己を語ることが露出症的に、あるいは自己愛的になるのではないかという不安も頭をかすめる。転移／逆転移について語ることは、自己に対する仮借ない眼と勇気を必要とする、微妙な、難しい仕事なのである。

私は以前から転移／逆転移に関心をもち、不充分ながらいくつか経験を報告し考察を重ねてきた。文献も読んできた。そのなかで、転移／逆転移とりわけ逆転移を語ることの難しさを痛感してきた。

語りかたの一方の極には、特定の理論に依拠し、理論の要請する逆転移を起こし（起こしたことにし）、理論に従ってそれに気づき利用した（したことにする）という論文がある。こうなるとその治療者は「私」を語っているようにみえて、じつは生身の「私」は登場せず、ただ理論の例証を自分のなかに見ているだけである。この手の論文は、ある理論を頭で理解しいくつかのテクニカルタームに習熟すればむしろ容易に書けるらしい。こういう頭で書いた論文を読む素朴な読者は「なんだか変だな」「ほんとかしら」とこころの一隅で感じつつも、いちおう感心してしまう。世にこういう論文はけっこうある。

もう一方の極には、理論なぞは無視して（というより初めから学びもせず）ただ生身の「私」の感じたことを素朴に表明するというやりかたがある。「とにかくわたしはこう感じたんです」という体当たり的告白である。こういう告白は、周囲からみると危うい感じがして、その人が傷つきはしないかとハラハラするのだが、当の本人は、告白することに自己愛的満足を得ているから、むしろ得々と語っていて、周囲の心配などどこ吹く風である。そこには自己を突き放して見る眼も、経験を理論と照合するという学問的手続きもない。はじめはハラハラしていた周囲も、そのうちに、げんなりすることになる。

このどちらかになりさえすれば（もっとも、頭で書くほうは、横文字が読めないと書けないようだが）逆転移についていくらでも語ることができそうである。このどちらにも偏るまいとすると、つまり生身の「私」の体験を大事にしながら、同時にそれを突き放して見つめ、理論と照合し、理論のなかに位置づけ、ふたたび「私」の体験に立ち戻る、これを繰り返して頭と体の両方をもった人間の声で語ろうとすると、たいへん難しいのである。

欧米にはこういう難しいことをある程度成し遂げていると思われる論文が、サールズのものをはじめいくつかあるようである。わが国でも近年、逆転移について発言する人たちがすこしずつ出てきてはいる。私の所属する日本精神分析学会でも、ここ数年のあいだに逆転移に関するシンポジウムが二度もたれた。これは、わが国の治療者のあいだでもそういうことを語りうるだけの経験が蓄積され、たがいに自己を開示しつつ学びあおうという学問的土壌が形成されつつあることを示す喜ばしいことだと思う。しかしまだ、頭に偏った発言や体当たりにちかい発言も多い。

こういう次第で、私はわが国の同僚たちと転移と逆転移についてもっと語りあい学びあえるような機会をもちたいと思っていた。とくに、学派を異にする治療者とも語りあいたいと思っていた。もうひとつ、一日のうち長時間を転移にさらされながら、また（ときには激しい）逆転移を抱きながら面接をするという困難な仕事に同僚たちがどう対処しているかを知りたいと願っていた。

ちょうどそこへ、昨年から職場を同じくする氏原寛先生から「転移／逆転移についての本をつくらないか」というお話があったので、喜んで共同編者にさせていただいた。そして両名それぞれが信頼している治療者に声をかけて、転移／逆転移についての経験と考えを語ってもらうことにした。若い治療者の参考になるようなものを、という意図ももちろんあるが、私としては、職種や理論的背景を異にする同僚たちがどのように語るかを聞きたかったというのが本音である。

執筆者の選択にあたっては、私たち両名あるいは一方がよく知っていて信頼している方々に書いてもらったが、そのうちでも医師と臨床心理士の一方に偏らないよう留意した。現在のわが国の状況では、医師と臨床心理士おのおのが置かれている現実状況、受けてきた教育や研修、対象となる患者（クライエント）などがかなり異なっているが、これから両者の対話と協力がますます必要であろうと考えたからである。次には、執筆者が特定の学派に集中しないようにした。学派間の対話を促すとともに、学派を超えた臨床の本質に迫りたいと考えた。もうひとつは、執筆者の職場に多様性があるように留意した。どういう現場にいるかによって考えも影響を受けるであろうからである。さらに年齢のことも考えた。執筆者は気鋭の三十代、働き盛りの四十代、五十代そして六十代にわたっている。また、これはとくに意識して選んだわけではなかったのだが、松木・藤山の両氏は日本精神分析学会の学会奨励賞（山村賞）の受賞者であり、菅・李の両氏は日本心理臨床学会の学会奨励賞の受賞者である。

そういう執筆陣であるから、さすがに頭だけで書いた論文や体当たり一辺倒の論文はない。頭と体を往来し統合しようという努力がそれぞれになされている。ただしそのなかでも「頭寄り」の人と「体寄り」の人はある。私は自分の書くものに「頭」が不足しているとかねがね思っているので、今回は頭を働かせようと努力したが、まだ統合がうまくいかず、御覧のとおりのぎごちない論文になった。

各章の順序については、医師と臨床心理士を交互にしたことと、同一学派が集中しないようにしたこと以外、さしたる意味はない。氏原先生が序章を私が終章を担当しているのは、編者だからそうしようと決めただけである。

本書の各章はそれぞれ独立した論文であるから、読者はどこから読まれてもよい。若い読者は菅論文や李論文から読まれると、御自身の経験からの連続性のなかで考えやすいかもしれない。どの章から読もうか迷われる方は、まず氏原先生の手になる各章の扉を読まれるとよい。執筆者の学問的立場、論文の性格・内容について示唆が得られるであろう。そこには、じつは各論文に対する批評が秘められていることもある。各論文を読んだあとでもういちど扉に返って氏原先生と対話を楽しまれるのも一興であろう。全体を通読されれば、転移／逆転移についてのわが国の治療者たちの学問的水準をある程度うかがい知ることができるであろう。各執筆者の職種の違い、学派の違い、経験の量と質の違い、年齢の違いを感じられるかもしれない。一人ひとりの個性を感じられる方もあろう。あるいは、それらを超えた治療者としての基本的姿勢の共通性を読みとられる方もあろう。読者の御一人おひとりが本書の各執筆者と対話してくださることを、そして御意見・御批判をお寄せくださることを願っている。また、本書が呼び水になって、転移／逆転移についての開かれた学問的対話がいっそう活発になることも願っている。

人文書院の津田敏之さんにはたいへんお世話になった。本づくりの実務だけでなく、プロの読者としての氏の意見にはハッとさせられることが多かった。記して感謝する。

＊

以上は初版のときのまえがきである。初版はさいわい好評を得たが、ここのところしばらく品切れになっていた。初版出版以来すでに十年以上の年月を経たので、このたび著者の希望により論文を差し替えたり、加筆修正したりして、新版として世に問うこととした。旧版同様広く読まれることを願っている。

新版作成にあたっては井上裕美さんにお世話になった。本書を甦らせてくださったことに感謝する。

成田　善弘

新版　転移／逆転移

目　次

新版　転移／逆転移

臨床の現場から

序章

転移／逆転移に関する覚え書

氏原 寛

本章では転移／逆転移が、精神分析とは違った枠組によって論じられている。心理治療を、多かれ少なかれカウンセラー－クライエントの融合体験とみなし、それを乳児期の原体験ないし共生体験になぞらえ、ムレをつくる動物としての「種の衝動」と自我成立とともに生ずる「個の状況」との、ダイナミックな関わりのなかに転移／逆転移のプロセスをみようとしている。そして、種としての融合のプロセスの解明をギリギリのところまで求めるのがユング派で、個の立場にたって少しばかり距離を保とうとするのがフロイト派だとする考えは、試案の域を出ないにせよ、刺激的である。フロイト派のラッカーやコフート、ユング派のフォーダムやヤコービの説が検討され、両派の差が、転移／逆転移についてもレベルの差（それはそのまま個人的無意識と集合的無意識の差を反映している）としてとらえられるのではないか、ということを示唆している。

はじめに

比較的最近、ある研究会でコメントする機会があった。症例は離人症とされている人である。しかし私には、破瓜型の統合失調症が進行中なのではないかと思われた。「まわりの人がはっきり感じてくれなかったら、何を感じてよいのかわからない」といった自我境界の無さ（これは「誰かがこういう人だと考えると、私もそういう人になる」というサールズの症例[22]を思い出させる）や、多様な離人感などにもとづいてのことである。しかし本論で考えたいのは、このケースについて聞くうちに私のなかで起こった、「なんともいえぬ悲しみないし絶望感」についてである。

そこでなんとなく思い浮かんだのがユキの症例[12]であった。ユキはたぶん良家の娘である。家族関係もかならずしも悪かったとは思えない。喘息の持病はあったにしろ、発症前の日記からみるかぎり、平均以上のみずみずしい感性の持ち主であったと思われる。しかし編者のまえがきによれば、この本を編集する時点では、蠟面のように無表情で周囲との情緒的な交流はまったく絶えていた。理由はともかく、なんらかの病的プロセスが若い女性のこころを蝕んでいたと思わざるをえない。日記は、病いに冒されつつある自分について、健康な部分の感じる内容に満ちている。さきのケース報告で私の感じたことは、健康なクライエントが、自分でもわけのわからない内的プロセスについて感じている不安を必死に言葉にしようとしながら、（あとで論ずるように）それが言語化以前のプロセスであるだけに客観的に伝達可能なかたちでとらえることのできぬもどかしさ、のごときものであった。カウンセラーのほうも、なんとか交流しようとしながら、言語レベルでは空しいやりとりに終始していたと思う。

こうした私の感じを一言でいえば「敗軍」である。以前、アルツハイマー病で亡くなった老人に最後までつきあったケースを聞いたときにも抱いた感じ、である。当時、無意識的身体像[28]といってもよいような、箱庭のイメージに圧倒される思いをした覚えがある。勝つ（ふたたび「健康」を回復する）可能性のほとんどないクライエントにそれでもつきあうとすれば、カウンセラーとしてそこにどのような意味をみているのかが重要である（これは、最近ようやく認識されはじめたホスピスの考えかたにも通じている）。しかし本論の主題とは直接関係しないので、それについてこれ以上述べることはしない。

原関係 Urbeziehung または「二人いて一人になれること」

さて、研究会で私が考えていたのは、エディプス期以前の状況である。それはマーラーの「共生期[15]」、ノイマンの「原関係[19]」の時期にあたる。自我がようやく芽生えたかどうかという、誕生直後からしばらくの期間である。そこでウィニコットの「二人いるから一人になれる」という言葉[26]が浮かんできた。そして、同時にそこには「二人いても一人になれる」という意味も含まれていることに思いいたった。ウィニコットの言葉は、もうすこし大きい子どもと母親についていわれたことであるが、それはそのまま自我の胚胎期に関してもいえるのではないだろうか。

意識ないし自我がいつごろどのように生まれてくるのかについては諸説がある。しかしそれらは、多かれ少なかれ思弁的であることを免れない。おそらく意識は、無意識（そのようなものがあるとして）から分化してきたものであろう。たとえば「自己－対象」という言葉[15]は、自己が対象であり対象が自己でもある自他未分化な状態を指している。しかもこの自己は自我ではなく、自我をも含んだより大きい自分である。もし自我＝意識という等式を用いることができるとすれば、自己は「意識されない自我」ということになるのだろうか。すると、意識された自我を自己から差し引いた残りは、無意識としてもよいのだろうか。しかし自己－対象という言葉のうちには、対象＝客体に対して自己＝主体という等式が考えられている。主体とは他ならぬ自分であり、当然、他の存在が前提されている。だからここには否応なしにマイヤーのいう断絶[16]がある。意識が意識を問題にするかぎり、主体／客体、自我／対象、意識／無意識をめぐる同義反復が避けられないのである。

そしてここで決定的に大切なことは、そのような自我・主体・意識（これらは内的状態といえる）が外界との相互作用によって保たれていることである。これは、感覚遮断実験において変性意識の生ずることを考えれば理解しやすい。いわゆる識閾下知覚が、いま・ここの意識状態を支えているのである。さきの「二人いるから一人になれる」という言葉は、「母親のいることがわかっているばあいにのみ、小さい子どもは自分自身になれる」、すなわち「母親の存在を忘れて積木遊びなり絵本に夢中になれる」という意味である。

同様のプロセスが、意識の萌芽期である乳児期にも生じているのではないだろうか。乳児のばあい、母親（またはその代理）の存在は、単なる母親をこえて、汝・他者・世界そのものでもある。この世界との一体感が、後のいわゆる基本的安定感につながっている。これはひとつの融合体験、さらには自我喪失体験にちかいといってもよい。ただし、もともと自我のない状態から意識が芽生え、自我の側からはじめて世界を意識しつつあるプロセスだから、けっして退行的・病的なものではない。

したがって、ここで充分な外的刺激（というより愛護）が与えられないと、乳児の発達に重篤な障害が現われる。ハーローの猿[6]は、恐怖体験にさらされても、ぬいぐるみの母親模型の柔らかい感触に触れるとパニックから立ち直ることができた。しかし針金の模型しか与えられなかった仔猿は、不可逆的な一種の自閉状態に陥った。仔猿にとってなんらかの恐怖体験は避けられないのだが、たいていの状況では身近に母親がおり、母親の柔らかく暖かい肌との接触によって回復する。猿に意識があるのか自我が存在するのかについてここでは問わない。しかしそれがひとつの感覚的な知覚体験であり、共生期の乳児たちの体験にちかいということは指摘できると思う。

人間についてはフォーダムが、「乳児にとって空腹感は、精神分裂病者のいう世界没落感、なぜとも知らぬ生命の根源の涸渇してゆくような体験であろう」と述べている。[1] そして「しかしそれが授乳によって癒されるプロセスは、これまたわけはわからぬながら至福の体験であろう」ともいう。体験は時間的な拡がりをもっており、ある時その場の体験だけでは終結しない。「いないいないばあ」についてのフロイトの有名な考察[4]がそのことを明確に示している。スピッツのいう依託抑うつ[23] anaclitic depression は、時間的な許容限界を超えるまで放置されたばあい、人間の赤ん坊にも、針金の母親人形を与えられた仔猿の体験と同じような、回復しがたい状態が生じることを示している。またコフートが「母親の愛撫や抱擁が、子供に凝集された身体像（自我意識の基盤）を感得させる」と述べていること[15]も付け加えておきたい。

ただしここで大切になってくるのが、ウィニコットの「自立とは、二人いて一人になれること」を読み換えた「二人いても一人になれる」という視点である。意識ないし自我が成立した以上、いかに萌芽的とはいえ、それは自立を目指して進む。しかしその順調な発達のためには、他者、いわば「より大いなるもの」の存在が不可欠である。これは次節に述べるエロス志向（あるいは種としてのヒトのもつ関係性志向）と密接にかかわっている。しかし関係のなかには、すでに述べたように、多かれ少なかれ自我喪失的な傾向がある。ここに微妙な逆説が生ずる。つまり、二人（関係）があるからこそ一人（自我）がありうる。しかし二人（関係）はしばしば一人（自我）を呑み込むのである。だからこそ、二人（関係）があっても一人（自我）がなければならない、ということになる。そしてそのことは、おもに母親の子どもへの対応のしかたに大きく左右される。

生後しばらくの母子関係は、ほとんど共生にちかいらしい。ふたたびウィニコットによれば「母親は赤ん坊の欲求に直感的に感応し、赤ん坊が乳房を求めるまさにそのとき授乳したくなる」という。これがいわゆる原初的母性的専心 primary matrnal preoccupation である。しかし子どもは自立しなければならない。だからこの現象は長続きせず、やがて赤ん坊は、欲求充足のためにはみずから母親を求めなければならなくなる。母親の微妙な感応性が薄れるからである。それにもかかわらず「二人状況」にとどまろうとする母親の傾向には、根強いものがある。だからこそ子どもには「二人いても一人になれる」状況が必要なのである。そしてそのためには、二人いながら一人でおれる母親の存在が決定的に重要である（症例ピグルは、ウィニコットが書きものをしている床でひとり遊びにふけった）。[27]「二人状況」で自分が一人になるためには、相手も一人でなければならない（また、その前提が二人状況であるという逆説も成り立つ）。

この状況を、役者と観客との関係になぞらえることができるかもしれない。役者の演技は、観客に観られることによって成り立っている。これを自己顕示性だけで割り切ったのでは、芝居の最も本質的な部分を切り捨てることになる。なぜなら、演劇とは役者と観客の両方がつくりだすひとつの場なのだから。そのかぎりにおいて、役者も観客も、場を構成する要素にすぎない。あるのは「場」「状況」「関係」であって、独立した個の存在はない。しかし同時に、そこで「個」が失われてはならない。つまり、場に与ることによって個の可能性が拡がる。融合のなかに自我が拡散するのではなく、拡充する。それをマイヤーによるパウリのように、[16]「対象のない全体意識」とよんでもよいし、河合のいうように「主体と客体を明確に区別する考えかたの通じない状態」[13]と考えてもよいと思う。

コフートのいう「鏡映体験」がおそらくこれにあたる。そして人生の最早期には（充分な身体的栄養とともに）心的なこの体験が不可欠なのではないか。それはさきに述べたハーローの仔猿やフォーダムの乳幼児のように、多分に身体的感覚レベルの体験である。感情とは、私の定義では「主体が客体を認識したときに生ずる意識状態」[24]（ここで「認識」と「意識」が同義反復的であるのは承知している）なのだから。したがって、このレベルの体験を感情レベル、ましてや言語レベルでとらえることは不可能にちかい。本章〈はじめに〉で述べたカウンセラーが、クライエントの必死の訴えかけにピンとこなかったのも無理はない。具体的に何を指しているのか尋ねても、クライエント自身、感覚レベルの感じとしてしか把えていないのである（日本語では、暑さ寒さなどの感覚も、喜び悲しみなどの感情も、ひとしく感じられるところが微妙である）。

たとえば「二者関係の障害」として考えようとしても、二者関係というには自我があまりに萌芽的な時期の障害なのである。その障害をその後、それなりに発達した自我がどうとらえたかについての説明はいちおう可能だとしても、障害そのもののは定かではなく、なんともいえぬ欠落感・空虚感（フォーダムのいう「子供の空腹感」）だからである。

そこでひよわな自我が求めるのはおそらく対象との一体感であろう。それがユング派のいう「自我肥大」「妄想的な万能感」につながる可能性もある。しかし、こうした退行的な動きは本来、前進的な自我によって「境界のなさ」さらには「呑み込まれ不安」として体験される。そして呑み込まれることを防ごうとすれば、人工的な障壁を築いてでもおのれを守らねばならない。おそらくこれが離人感を生ぜしめる。つまり「二人」を充分に感じられないと見捨てられ感が生じ、これが攻撃性ないし罪悪感につながる。「一人」を充分に感じられないときの呑み込まれ不安が生じるのである。近寄れば呑み込まれ、離れれば見捨てられる。それだけ二人状況に対してアンビヴァレントであり、その葛藤は、対象を善悪に分けて対応するいわゆる「境界例水準」よりも以前の、より深刻なもの（コフートのいう「ごく早期の自己愛障害」とみる余地はあり、そうであれば治療的はたらきかけの可能性を否定することはできない）と考えねばならない。

いわゆる逆転移について

前節で「原関係」についていろいろ述べてきたのは、転移／逆転移関係がほとんどそれと変わらないと思うからである。村本によれば「人間は存在することによってお互いに犯し犯されあう」[17]。二人の人間があい対するばあい、おたがいが相手に影響されずにはおかないからである。もちろん、日常の人間関係も例外ではない。ただし、状況に応じて相手の影響をもろに受けぬよう工夫されている。カウンセリング場面では、できるだけ相手の影響に敏感であることが意図されている。とくに転移／逆転移を面接に生かそうとすればなおさらである。

ユングは分析の段階を、告白・解明・教育・変容の四段階に分けた[9]。単純にいうと「告白」とはカタルシス、「解明」はフロイト派流の解釈、「教育」はアドラー派の技法に対応する。「変容」の段階になってはじめて分析家と被分析者の出会いが問題になり、「二人の人格が出会うことは、二つの異なる化学物質を混ぜ合わすようなもの」として、おたがいが変容せざるをえないプロセスが説明されている。だから、カウンセリング関係がすべて転移／逆転移（人格の出会い）に負うわけではない。また、こう述べた時点で、ユングが転移をかならずしも望ましいと考えていなかった節もある(11)（これについては後述する）。

それはともかく、ここでいっておきたいのは「関係のなかでは、おたがいが変容せざるをえない」ということである。これは「原関係」に似た一種の融合体験である。ところで一般に、我々が対象を認識するばあい、できるだけ主体との関係を切り離して客体として見なければならぬ、とされている。しかし、さきのマイヤーの言葉にしたがえば、対象との断絶の程度に応じて見えかたが変わるのである（あるいは、ある種の融合体験を通してはじめて見えてくる面がある）。客観的には同じ対象（たとえばダイヤの指輪）が、自分との距離（たとえば母親の形見、百貨店のショーウィンドーにある、友人の指を飾っている、など）に応じてさまざまな姿を現わす。そのときのインパクト・融合の程度に応じて、対象が違って見えるのである。

これを「主観的な投影にすぎない」とすることはできる。しかし、無意識は意識されないからこそ無意識なのであって、意識の側からすれば無いも同然である。それがどうして意識されるのか？　これについてはジェンドリンの批判(5)をふまえて論じたことがあるので(25)、ここで繰り返すことはしない。ただし「無意識的なものは外界の事物に投影され（この事物を「象徴」とよぶ）それゆえに間接的に意識される」ということは述べておきたい。だから、変容のプロセスを問題にするかぎり、すぐれて主観的な、融合にちかい体験がカウンセラー―クライエントの双方に生じざるをえない。

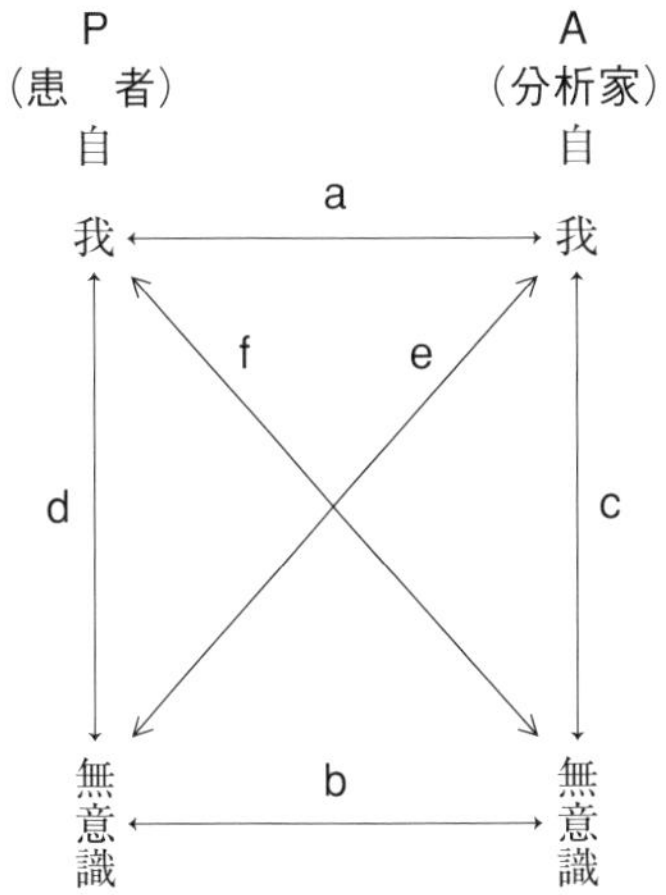

ａは分析家と患者との意識的な相互作用、ｂは無意識的な相互作用。ｃとｄは両者それぞれの意識と無意識のやりとり。ｅは分析家の意識と患者の無意識、ｆは患者の意識と分析家の無意識のやりとり。

ヤコービは上図によってカウンセリング関係に生ずるプロセスを示している(7)（これはユングの示した図に、彼が自らの経験に従って若干の変更を加えたものである）。

一見して明らかなように、カウンセリングには双方の無意識過程が多分に入り込んでいる。だから、カウンセラーが無意識のプロセスにどれだけ気づいているかが決定的に重要である。無意識に気づくということ自体、撞着したいいかたであるが、投影を通して（間接的に）意識しているという意味である。しばしば投影は「克服されるべきもの」「引き戻されるべきもの」とされるが、無意識を意識に媒介するきわめて肯定的な心的機能でもあること、を見逃してはならない。

無意識を意識化することに関連して、フロイト派のラッカーは逆転移の重要性について「分析者の逆転移が被分析者理解を促す」と述べている[20]。その際の仮説が「平等性」と「同態復讐法（「目には目を歯には歯を」の原理）」であった。平等性とは、分析家も被分析者も関係においては平等だとする考えかたである。ラッカーによれば、分析家は被分析者によって幼児期体験の対象とされる。単純化すれば、被分析者は両親から取り込んだ超自我を分析家に投影する。だから、超自我によって内的に自分を評価しているのと同じように、分析家が自分を評価していると感ずる。それが抑鬱ないし妄想的な被害感を募らせる。これに対する躁的防衛として、被分析者は自分を超自我と同一視し、逆に、分析家を批判することになる。

ところが先の「平等性」によって、分析家もまた被分析者の子どもになっている。だから被分析者に批判されることは、分析家の超自我による自己批判となる。ここで同態復讐の原理がはたらく。分析家が被分析者の親として被分析者を批判するのである。ということは、ある意味で被分析者の期待どおり、分析家がその親の役割を演じさせられるのである。いわゆる投影的同一視のメカニズムである。もっとも、中本によれば、これは「被分析者の感情が他者である分析家のものに変容するという、魔術的な前論理」でしかない[18]（しかし彼自身、臨床的な事実としてはこの言葉を用いており、その現象の存在を認めているようである）。それが現実の臨床の場ではどう現われるのか？　ここでラッカーは「逆転移には同調的なものと相補的なものがある」という。そして「相補的逆転移を同調的なものに変えることによって、分析のプロセスが進む」とするのである。

そこでさきの説明に戻ると、分析家が親役割を引き受けることで、被分析者はふたたび抑鬱的妄想的被害感にとらえられる。そして改めて躁的防衛が繰り返される。この反復が症状なのである。ここで分析家が被分析者に対するおのれの幼児的反応に気づき、同態復讐的態度をコントロールして、被分析者のなかの幼児性に同調的に逆転移することがこの悪循環を断ち切る。分析とはいわば、そのために用意された人工的な（ということは専門的な）場なのである。しかし以上のプロセスは、ほとんどが無意識のうちに進行する（ヤコービの図式でいえば「線bの相互作用」）。それがどのようにして気づかれるのか？　ラッカーによれば、「分析家のむしろ体感に近いイライラ感や腹立ちによって」である。

私自身の経験によれば、妙に私の顔色を見るクライエントにしばしばゲンナリさせられていた。かなり長期にわたって会っている人である。「いい加減にもっとオープンになってもいいじゃないか」という気持が私にはあった。常識的には、「父親の承認を求める態度」がカウンセラーである私に投影されていたことになる。しかしこれは、オープンにさせない私へのクライエントの攻撃でもあった。そこで同態復讐の型にはまり、私が父親役を買ってクライエントを批判していたのである。私の意識したゲンナリした感じは、だから、私に対するクライエントの感じそのものであった。つまり私は、私の逆転移を通して「いま・ここ」のクライエントの私に対する感じを理解したことになる（ただし、そのことを解釈としてクライエントに伝えたわけではない）。

ラッカーについてもうひとつ言及しておきたい。分析家がクライエントに腹を立てたりイライラすることは、分析家としての理想像に合わない。だからこそクライエントへの仕返しが図られるのであるが、ここにはもっと微妙な反応がある。つまり「理想的な分析家」たりえない分析家は罪意識にとらえられ、償いとして、クライエントに過剰なサービスを提供しがちになる（これについてはサールズも、「献身的医師」のもつ罪意識についてかなり詳しく論じている[22]）。私のみるところ、日本の心理臨床家の多くは、被害者としてのクライエントへの共感性は高いのだが、以上述べてきたクライエントの潜在的な否定的感情に対してはかなり疎い。おのれの攻撃性、つまりクライエントに対する恨みつらみに気づいていないからである。そのため、こうした否定的側面が露わになると周章狼狽する。さらに考えるべきことは、こうした双方の潜在的な攻撃性が、カウンセラーのばあいは「不測の事故」、クライエントのばあいは「意外な行動化」として現われやすいことである。それが意識化されていない程度に応じて、カウンセラーにとっては訳のわからぬハプニングになる。

ここまでラッカーについて述べてきたことは、ロンドンのユング派のリーダーであるフォーダムによっても指摘されている。[2][3] 彼は「妄想的逆転移」と「同調的逆転移」について似たような説明を行なっている。またヤコービは、フォーダムの「妄想型」がラッカーの「神経症型」、「同調型」がラッカーの「相補型」および「融和型」にあたるとして自験例をあげているが、私は「相補型」がそのまま「神経症型」に該当するのではないかと思っている。

ただし、ラッカーにしろフォーダムにしろ、逆転移が面接場面での無意識過程に気づく手立てである、という点において変わりはない。そしてそのことは「その場で自分がどのように動かされているか」つまり「感じさせられているか」に気づくことから始まる（日常はほとんど気づいていないプロセスである）。たとえばカウンセラーは、はじめて出会うクライエントが「男性か女性か」「年寄りか子どもか」「魅力的かそうでないか」などによってかなり違った反応をする。おなじクライエントでも、初回か二十回目かによって対応は異なる。おたがいの積み重ねてきた歴史に左右されるからである。だからそこには、非特異的なカウンセラー／クライエント関係（これはきわめて重要な視点である。詳しくは次節で考える）と、特異的なこのわたしとこのあなたとの関係が重なっている。しばしば面接場面が「我と汝の出会い」として語られるのは、この一回きりの特異的な側面が強調されているのである。そして、そのような特異な側面に気づくためには、カウンセラーは、そこで生じているみずからの内的なプロセスに思いを凝らさなければならない。

それは受動的なプロセスである。なぜなら目の前にいるクライエントによって触発されているのだから。だからこの状態は、厳密にいえば「わたしでもあなたでもなく、同時に、わたしでもあなたでもある」融合状態である。これがさきに述べた「原関係」にかなりちかいことはいうまでもない。そこでたとえば投影的同一視のような前論理的な、つまり合理的には説明しがたい一体化現象が生じる。たとえばシュワルツ－サラントは、自己愛障害の患者との面接で、患者の肩に金髪の子どもが現われるのをみて患者に告げる。患者は「いや、髪の毛は亜麻色です」と答える。[21] いわば共同幻覚にとらえられているのである。サールズも、統合失調症の患者との面接で、けっして二人精神病 folie deux ではないが、患者との一体化体験の生ずることを指摘している。[22]

このばあいに大切なことは、カウンセラーが方向性を見失わぬことである。そしてそれはさきに述べたように、原関係においてもきわめて重要な要因である。たとえばノイマンは母–自己 Mutter-Selbst について述べている。[22] 乳児は母親との一体感のうちに次第に自我を発達させる（先の「あなたでもあり、あなたでもない」状態）。そのとき母親（乳児にとっては「自分自身であると同時に世界である」コフートの自己–対象）のもつ方向性ないし秩序が、乳児がおのれを定位してゆく決定的な要因である。だからカウンセラーは、その場の成り行き次第のいわば無意識のプロセスに身を任せながら、意識的にいま何が起こっているかに注意していなければならない。コフートが「理想化転移」として述べた現象がおそらくこれにちかい。[14] 彼はそれを「健全な超自我が定着するため」としているが、「理想的な対象との同一化を通して理想自我が育つ」というのは納得できる（そういうばあいカウンセラーがしばしばたじろぐことをヤコービが述べている。[7] おそらく、いずれは幻滅されることへの怖れのためであろう）。

ここで、本稿をなぜケース研究会のコメントから始めたのかについて述べておきたい。このクライエントは、私が直接会ったわけでもなく、したがって転移にしろ逆転移にしろ私とのあいだには起こりようがないからである。しかし、ここまでの説明でおわかりのように、研究会のとき私に起こった現象は、いわゆる逆転移とほとんど変わらないと思っている（厳格な精神分析学的枠組からは異論があるかもしれない）。要するに、ケース報告を聞くことで私のなかのコンプレックスがかき立てられたのである。それは「悲しみ」にちかい感情として意識された。おそらく私の病理の底にある絶望的な不安が共振れし、それにもかかわらず健気に頑張っているらしい（と感じるのがすでに思い入れである）クライエントに動かされたのであろう。破瓜型というのは思いつきにすぎないが、圧倒的でどうにもならないプロセスを感じたからである。あたっているかどうかはともかく、そういう私のこころの動きが、逆転移を説明するのに役立つのではないかと思った。ユングの体験とは比べられるべくもないが、未見の患者の夢や絵について、彼が感情移入的に的確な解釈を行なっているのは周知のことである。[11]

種の衝動と個の状況

さて以上の考察をふまえ、転移／逆転移について私なりに考えていることをまとめることにする。同時に、フロイト派とユング派では転移／逆転移のとらえかたに若干のずれがあるように思うので、それについても考えてみたい。

「転移／逆転移関係には論理を超えた感応現象のごときものがある」というのが精神分析家も含んだおおかたの実践家たちの印象のようである。感応現象とは、ムレをつくる動物たちが仲間に対して直観的に反応しあうはたらきである。ミツバチの社会ではムレ全体がひとつの有機体で、一匹一匹の個体は我々のばあいの細胞のようなはたらきをしているらしい。その際、各個体がおのれの役割について意識しているとはまず考えられない。個体のなかになんらかの感応能力が生得的に埋めこまれているのである。ヒトもムレをつくる動物である。当然、ムレの維持（それは個体が維持される前提である）のための生得的機能が備わっているはずである。飛躍を承知でいえば、我々にもミツバチに似た相互感応能力がある程度存在するのではないか。そもそも男／女という両性の存在を考えるにつけても、そうした機能抜きには考えにくいからである。たとえば男の子が男の大人になるばあい、もちろん同性の年長者のありようがモデルとしてはたらく。だからある文化集団での男らしさは集団全体に共有され一種の伝統として伝えられてゆく（文化が異なれば「男らしさ」にかなりの差のあることは周知のことであろう）。もちろん「女らしさ」についても同じことがいえる。

しかしもうひとつ大切なことは、成熟したヒトのオスは、メスに対して、オスに対するのとは違う反応をすることである。生得的な「オス性」がメスを前にして触発されるからである。このいわば内的なプロセスをどれだけ「個」としてのおのれのなかに採り入れてゆくかが、男性としてのアイデンティティを確かめるもうひとつの条件である。

この機能は誰に教えられるものでもなく、いわばアプリオリに備わっている。そのかぎりにおいて男女は、おたがいに対して特異的な感応能力をもつといえる。しかも同様のことが、老人に対しても子どもに対しても、程度の差こそあれあてはまる（仔イヌや仔ネコの仕草を見てわれ知らず感じる「かわいらしさ」もこの文脈に属する）。この傾向を私は、ヒトという種に本来的なものとして「種の衝動」とよんでいる。(24)

この現象が最も顕著に現われるのが、思春期から青年期にかけてである。若者たちは、誰とも知れぬ異性にあこがれる。おのれのなかの欠けたる部分を、他者と出会うことによって満たそうとするのである。そのかぎりにおいて、男性も女性も単独では十全の存在たりえない。さいわい相手と巡り会ったときの喜びは、一人の他者を通してのものでありながら、世界と一つになった充実感となる。内なるプロセスが外のリズムと重なる体験だからである。

カウンセリング場面でカウンセラー－クライエント双方にはたらきあうのは、このレベルのプロセスではなかろうか。単純化すれば、最も広い意味における「仲間意識」といえよう。それは日常場面では相互の役割意識の影に追いやられほとんど気づかれていない（たとえば近親姦願望のように）。だからカウンセラーは、クライエントによって触発されたおのれの内的プロセスに思いを潜め、そのはたらきを敏感に感じとらなければならない。それによってクライエントも、カウンセラーとのかかわりを通して展開するおのれのプロセスに気づき、それがまたカウンセラーを触発し、おたがいに、一人では生じえない「この人とならでは」の独特のプロセスを体験する。いわば相手とのかかわりによって新しい自分に開かれてゆく。それは、通常の人間関係にはみられない深いレベルでの相互作用である。

ただし、ここで感じられている仲間意識が「未発」のものであること、を見逃してはならない。種の衝動は、個の状況を通してはじめて具体化される。魅力的な異性に出会うたびに飛びついていたのでは、文字どおり動物的本能的衝動に振り回されているのであり、主体としての感覚、ひいては個としての方向性を見失うことになる。さきにふれた近親姦願望についていえば、オス／メスとしての魅力は充分に感じながらも、おたがいの状況（社会的役割といってよい）に応じて自制しなければならない。そこに、たとえば「花嫁の父」といった人間的な状況が生まれる。カウンセラーの役割は、契約に基づく、日常的な、それだけに浅いものである。クライエントとのあいだには深い仲間意識が生じているが、それは個を超えている（あるいは個以前のものである）。だから、父親にも恋人にも娘にもなれるけれども、そのどれでもない未発の潜在的な可能態にすぎない。ある意味で日常的制約を超えてはいるけれども、それは日常性に守られておればこそのことである。早い話、クライエントに対する最大限のサービスは、一時間という時間制限があってはじめて可能になる。

転移／逆転移が問題になるのは、以上述べてきた深い関係を、カウンセラーが日常レベルで受け止めてしまうことによる。つまり、カウンセリング関係そのものを深いものにしようとするからである。クライエントがときにそのように誤解することがあるのはやむをえない。しかしカウンセラーは、クライエントがさまざまな深い日常関係を安全に再体験するために、あらゆる関係に開かれているのである。ただし、繰り返しになるがそれはあくまでも潜在的・一時的なものであり、個別的・現実的なものになってはならない。そのためにこそ契約があり制限がある。カウンセリング関係という日常的な、浅い、しかし堅牢な枠のなかでこそ、カウンセラーはおのれを露わにすることができる。従来、転移／逆転移というと、ここでいう種のレベルのプロセスがおもに論じられ、個の状況とのかかわりで考えられることが比較的少なかったように思う。そのため、カウンセラーの側に深さと浅さの混乱（ほんとうは「未発の種のレベルでは深く、具体的な個のレベルでは浅い」）が生じ、それが「悪しき逆転移」として云々されていた感じを否めない。

ところで、フロイト派とユング派のずれについてであるが、フロイト派のばあい、以上述べてきた種のプロセスを個の状況に限定するために、還元的な再構成法がとられているような気がする。種のプロセスは一種の「融合体験」である。それは個のレベルを超えている。さきに芝居について述べたように、そこにはひとつの「場」が生じており、カウンセラー－クライエントともども自我境界が危うくなっている。そのとき「いま・ここ」で生じているプロセスをカウンセラーないしクライエントの幼児期体験に還元することは、両者の現実感を支えるのにずいぶん役立つのではないか。未発の情動体験「仲間意識」を未発のままにとどめるいわば分析の隠れ蓑によって、カウンセラーとしての日常的な浅い役割に踏みとどまるために、である。が、その結果どうしても技法重視に傾きやすい。しかしこうしたフロイト派が「カウンセリンク場面での自発的な動き（つまり融合的側面）を強調するユング派よりも、いま・ここのプロセスについてより大きな理解に達した」とは、ロンドンのユング派ジンキンの皮肉な指摘である[28]。事実、ラッカーやコフートの報告では、その深い臨床体験と緻密な理論が、分析の技法と分かちがたく結びついている。ただ、私にとって飽きたらないのは、こうした方法が、カウンセリングを一種の「修繕の手続き」ととらえ、どこかで狂った発達のプロセスを元に戻すことだけを目指しているようにみえることである。そこには、「たとえこころは病んでいても人間として生きることは可能だ」というような、人に対する畏敬の念のごときものが薄いような気もする（フロイトが創造的な活動を昇華とよんだのと軌を一にしているところである）。

他方ユング派は「融合体験」つまり「なかば無意識の変容の過程」を重視する。だから意識的な「技法」にはむしろ批判的である。が、そのため、名人芸に達した人はともかく、平均的な（とくに日本の）ユンギアンはカウンセリングのプロセスを、怪しげな、説明不能の神秘体験のごときものにするきらいがある。それともうひとつ言及すべきは、たとえばフォーダムのいうように「いま・ここのカウンセラー－クライエントのやりとりよりも、クライエントの変容そのものを強調するために、分析がスーパーヴィジョン的なものになってしまった」ことである[2]（ユング自身「分析がある程度軌道に乗るとセッションは週一、二回に減らす」といっている[9]）。個性化のための方法をある程度被分析者に伝えることができると、あとは被分析者が独りで実践し（たとえば能動的想像法）、面接は、それがうまくできているかどうかをみることになるからである。だから、セッションとセッションのあいだの期間を大切にし、転移とか逆転移とかいう、面接の場における煩わしい個人的関係はできるだけ避けようとしているようでもある。カウンセリング場面での融合体験を強調しながら、以上のように主張することにはどこか矛盾がある（事実、ユングの「転移の心理学」[10]における記述は、まさにこの融合プロセスについて詳細に述べたものである）。

私自身は、この矛盾は転移／逆転移の方向性ないしレベルの差からきていると考えている。フロイト派もユング派も、おそらくは同じような治療的体験をふまえながら、前者はどちらかといえば意識的サイド（個のレベル）からの観点を強調し、後者は無意識的サイド（種のレベル）に重点をおいたのであろう。それによって未知の超越的次元が開かれ、意識ないし個人の思惑をこえた、いわば成り行きに任せるよりないプロセスに期待したのである。にもかかわらず、カウンセラーがそこで意識的方向を見失わないことの重要性が説かれていることが、見逃せない。

いずれにせよ感応的な融合体験を云々するかぎり、「転移・逆転移」の問題を避けて通ることはできない。そこには意識化の方向（個のプロセス）と無意識化の方向（種のプロセス）が二つながら含まれている。どちらか一方が良いとか悪いとかいうのではなく、両者のバランスをはかることこそ、カウンセラーの目指すべきことなのであろう。

（1）Fordham,M. *The Self and Autism*. Karnac Books. 1976.
（2）Fordham,M.（1957）氏原寛・李敏子訳「転移についての覚え書」『ユング派の分析技法』（培風館、一九九二年）。
（3）Fordham,M.（1960）氏原寛・李敏子訳「逆転移」『ユング派の分析技法』（培風館、一九九二年）。
（4）Freud, S.（1920）小此木啓吾訳「快感原則の彼岸」『フロイト著作集 6』（人文書院、一九七〇年）。
（5）Gendlin, E.T.（1962）村瀬孝雄訳『体験過程と心理療法』（牧書店、一九六六年）。
（6）Harlow, H.F.（1979）梶田正巳他訳『ヒューマンモデル』（黎明書房、一九八四年）。
（7）Jacoby, M.（1984）氏原寛他訳『分析的人間関係』（創元社、一九八五年）。
（8）Jung.C.G. What is Psychotherapy in *C.W. 16*, 1935.
（9）Jung.C.G.（1929）高橋義孝他訳『近代の心理療法の諸問題』（日本教文社、一九七〇年）。
（10）Jung.C.G.（1946）林道義・磯上恵子訳『転移の心理学』（みすず書房、一九九五年）。
（11）Jung.C.G.（1968）小川捷之訳『分析心理学』（みすず書房、一九七六年）。
（12）笠原嘉編『ユキの日記』（みすず書房、一九七九年）。
（13）河合隼雄『ユング心理学と仏教』（岩波書店、一九九五年）。
（14）Kohut, H.（1971）水野信義・笠原嘉監訳『自己の分析』（みすず書房、一九九四年）。
（15）Mahler, M.S.（1975）高橋雅士他訳『乳幼児の心理的誕生』（黎明書房、一九八一年）。
（16）Meier.C. A（1975）氏原寛訳『意識』（創元社、一九九六年）。
（17）村本詔司「ある視線恐怖症の生きざま――秘密論的考察」『臨床心理事例研究 I』（一九七四年）。
（18）中本征利『精神分析技法論』（ミネルヴァ書房、一九九五年）。
（19）Neumann, E.（1980）北村晋・阿部文彦・本郷均訳『子ども』（文化書房博文社、一九九三年）。

（20）Racker,H.（1968）坂口信貴訳『転移と逆転移』（岩崎学術出版社、一九八四年）。
（21）Schwartz-Salant,N.（1982）小川捷之監訳『自己愛とその変容』（新曜社、一九九五年）。
（22）Searles,H.F.（1979）松本雅彦他訳『逆転移 1』（みすず書房、一九九五年）。
（23）Spitz, R.（1946）古賀行義訳『母子関係の成り立ち』（同文書院、一九六五年）。
（24）氏原寛『意識の場理論と心理臨床』（誠信書房、一九九三年）。
（25）氏原寛『カウンセリングはなぜ効くのか』（創元社、一九九五年）。
（26）Winnicott,D.W.（1965）牛島定信訳『情緒発達の精神分析理論』（岩崎学術出版社、一九七七年）。
（27）Winnicott,D.W.（1977）猪股丈二・前田陽子訳『ピグル』（星和書店、一九八〇年）。
（28）山中康裕『老いのソウロロギー』（有斐閣、一九九一年）。
（29）ZinKin, L.（1969）氏原寛・李敏子訳「分析技法の柔軟性」『ユング派の分析技法』（培風館、一九九二年）。

第一章　「恐ろしい『それ』」

――「私」の危機としての転移／逆転移

藤山　直樹

本章はいわば投影的同一化について治療者側の経験をできるだけ精密に語ろうとするものである。著者によれば投影的同一化とは、クライエントが治療者のなかに自分の心的体験を押し込み治療者に体験させる過程である。押し込まれた側は、自分のこころの狭隘化という代価を払う。しかしカウンセリング関係をひとつの融合体験としてみれば、ここで被害者ともみえる治療者は、じつは同時に共犯者であり加害者でもある。一見乗っ取られていながら乗っ取ってもいる。そのあたりの微妙なアヤに治療者がどれだけ敏感でありうるか。間一髪の差でクライエントより早くそれに気づくことがおそらく決定的に重要なのである。それをみずからの臨床経験にもとづいて、いくつかの局面についてまざまざと語っているのが本章である。科学論文というよりも（あるいは、その枠を踏み外すことなく）むしろ文学的な感動を呼び起こすところに、この論文のまったくユニークな、しかも臨床家のこころに沁み透る秘密があるのか、と思う。

私たちはこころの臨床の営みのなかで、まれならず言葉では表現しがたい「恐ろしさ」に遭遇する。「それ」は語ることができない、とらえどころのない、不合理な何かである。不合理なものの常としてしばしば、「それ」は唐突に私たちの眼前に現れ、私たちの意識を占領する。その唐突さとそれが見知らぬものであることが、私たちのなかに恐怖を引き起こし、私たちはなすすべなく立ちつくす。それは夏の叢から突然に牙を剥き出して躍り出る毒蛇のようである。一点の曇りもない輝かしい空がみるみるうちに暗くなったとたん、稲光とともにほとばしり出る驟雨のようである。

思い起こせば、まだ精神分析的な訓練を受けはじめておらず、普通の精神科臨床の枠組みのなかでしか仕事をしていなかった頃から、「それ」は何度となく私にふりかかってきた。淡々と一般外来で会っていた女性の患者が突然、どこでどう調べたのか、私のアパートを突然訪ねて来たときの、凍りつくような恐怖の感触は忘れられない。重い幻覚妄想のなかにいながらも、唯一私には信頼を寄せていると感じられていた入院中の医学生が病棟からいなくなったとき、彼のロッカーから出てきた私への置手紙に若い医師である私への羨望と殺意とを見出した衝撃も、いまでもある種の嘔気のような生々しさを帯びている。

私にとってこころの臨床を営むということは、人間というものが「恐ろしい『それ』」として不意に躍り出てくるという、圧倒的な事実に開かれるということでもあったのである。

「恐ろしい『それ』」の出現

臨床を始めて五年後に、私は精神分析の勉強を始めた。セミナーで教えられ、本を読めば、絶えず転移と逆転移の話が出てくる。私にとって、転移というものがあること、それが私たちの治療場面や日常生活に絶えず現れ出てきていることは、理屈のうえではごく当然のことのように思えた。転移という現象や概念について、私は知的にはまったく違和感をもたなかった。精神分析とは、本来は患者の内部や過去に起源をもちながらも転移という形で「いまここで」具現している事態をめぐる営みなのだ。私は患者と自分とのあいだに起きていることを理解する鍵を手に入れたと感じた。そして同時に、逆転移というものが存在することもごくあたりまえのことのように思えた。患者も人間、私も人間だ。患者のもつものを私がもたないはずがない。

だがそれは、いま考えてみると、転移や逆転移を理解しているということとは本質的に違っていた気がする。私は教わったとおり、治療場面で転移と思われるものを言葉でとりあげ、それを患者の人生の歴史や早期の人間関係に結びつけてみたつもりであった。だが、そのことはそう簡単に患者を動かさない気がした。そうした本やセミナーで前提とされているのは、転移が白地の「スクリーン」としての私－治療者の上に投げかけられ、それを私が読み取る、という体験のされかたであった。少なくとも私にはそう受け取られていた。それは、私たちが患者のふるまい、態度、話しかた、話す内容を観察することから、患者の転移を読み取ることができる、という見解である。

そのような前提に立つとき、転移はあくまでも「ひとごと」である。したがって、私にとってそのように体験される転移というものと、私がときどき体験している「恐ろしい『それ』」とが私のなかでつながることはなかった。なぜなら、その恐ろしい「それ」はけっして「ひとごと」でない、圧倒的で直接的な危険であったからである。「それ」は「観察」したり、「読み取り」したりすることが不可能な、形をなさない何かであった。いったん起きてしまうと、そのときにはもう、どうしようもないほどに自分がそれにからめとられ、巻き込まれ、囚われとなっていることが自明のことになってしまっているのだ。

私は、転移（そしてそれに照応する逆転移）と「恐ろしい『それ』」をつなげることができなかった。教科書のなかに納得のいく理論として、満ち足りた整合的なたたずまいで置かれているそうした概念と、私の前に異形として出現する「それ」とは、まったく別世界のできごとのように感じられていた。

「恐ろしい『それ』」は私を襲うことをやめなかった。その頃には患者が突然私の家に来るようなことはなかったが、

「それ」は面接室のなかにたしかに出現した。たとえば、うまくいっていると感じていた患者が急に治療をやめたいと言いだしたり、突然に私に理不尽な怒りを向けたり、ふと唐突に自分自身この治療がいったい何のためのものか思い描けなくなったりするようなときが「それ」なのだった。そのようなとき私はちょうど、家に来た女性患者のノックの音を聞いたときのように、医学生の置手紙に殺意を見出したときのように、どう考えていいのか分からない、しかし、こうなるしかなかったのだ、そして自分はこのまま何かをやりつづけているしかないのだ、という感覚に囚われるのだった。それはあまりにも予期を超えたことである半面、どうしようもないほどに必然的な抗いがたい事実として体験されてもいた。

私が精神分析に志してすぐの頃の臨床経験を挙げてみよう。

症例《スローモーション》

ひきこもりが問題だった男性の外来での治療が二年たった頃、セラピーは幸福な終結の予感を漂わせていると感じられていた。ところが彼は突然、私との面接のなかでここ一年ほど前から語られてきた、両親への罪悪感、自分の人生に対する悲しみ、そしてそれがもたらす落ち込みを、私から植え込まれたものだ、と主張するようになった。私は驚いた。ともにした二年間の成果があとかたもなく否認されることに対して、私は納得がいかなかった。彼はあれほど落ち着き、就職をひかえ、ふたたびふつうの人生への道を歩み始めていたはずではなかったか。あれほど困難な一時期を彼は越えたはずだ。あの変化は「本物」なのであって、現在の状態は一過性の反応なのだ。そのように私は考えていた。というより、考えたかった。しかしやがて彼は、この治療自体が失敗であり、私が一年半のあいだ彼を操り、だましていたのだ、と主張し、私が反省しないのなら殴る、と言いはじめた。

その頃のある面接で、やはり彼はそうした発言を繰り返していた。夏になったばかりのことで冷房が入っておらず、暑苦しかった。彼は私に執拗に言い募っていた。私はあまり自分がいらだっていないことが不思議だった。と、突然彼は立ち上がった。私は、いったい彼は何を始めるのだろう、窓でも開けるのだろうか、と考えていた。しかし彼は窓の方ではなく、私に近づいてきた。彼が拳を振り上げるのが見えた。それはスローモーションのようにゆっくりと私に近づいてきた。それを見ながら私は、あ、そうか、殴られるのか、なるほど、と思っていた。

いまでも私は、彼の拳が自分の顔にゆっくりと近づいてくる瞬間を生々しく思い出せる。それは奇妙な静寂のなかの止まってしまったような時間であった。殴られた痛みを私は記憶していない。記憶しているのは、殴られて崩れ落ちた直後に、周囲のざわめきとともにひしめくように自分に押し寄せてきた圧倒的な恐怖である。

私はあの瞬間、なぜそれほどまでに恐ろしかったのだろうか。

普通に考えれば、彼から殴られる前のほうが怖いはずである。私を殴った後、彼は肩で息をつきながら呆然としていた。彼もまたこの顛末が信じられないらしかった。彼はそれ以上私に暴力をふるえる状態ではなかった。現実の危険の可能性は殴られる前にこそ高く、殴られてからはおさまっていた。しかし私は殴られる前、恐怖を感じていなかった。彼が自分を殴るぞといって脅しているということは面接記録に書いてもいたのだから、その事実を私が「知って」いたことは間違いない。だが私は同時に「知らなかった」。少なくともその危険を私は考えることができなかった。しかし、奇妙なことに私は殴られることを「知って」もいた。その証拠に彼の拳が振り上げられるのをみたとき、それは私にとってまったく意外なことではなかったのだ。それは必然的な事実のようにも体験されていたのである。

私は危険を認知していた。しかし、私はそのことについて「考えること」ができない、なすがままになる無力な私であった。その構えは、拳が自分に向かっているときの傍観者のような私の感覚によく表現されている。この「恐ろしいこと」は、考えることのできる形が与えられていなかった。現実の危険が去ってはじめて、それは考えられる形をもち、私は恐怖を恐怖として体験しはじめた。

いまふりかえってみると、彼が短期間になぜそれほどに「改善した」のか、私はそのことを考えることができていなかった。彼と私とのあいだの交流の何が彼を動かしたのか、私は吟味していなかった。彼がいうように、「無理に罪悪感を植え付けた」可能性、ひいては私が彼の両親のように彼を「乗っ取った」と体験されている可能性について、私はあまりに無自覚であった。たしかに治療を始める前の彼の状態は大変荒れていた。「なぜあれほど重症の状態がこれほど短期間に改善したのだろう？」そういう当然の疑問について、私は表面的にしか考えられていなかった。彼が一年前、ボクシングを習いに行きはじめたときも、これから社会に出るための自信をつけたいから、という彼の発言を私は鵜呑みにしていた。だが、彼はまさに私を殴るために、少なくとも無意識的にはそのためにそれを選択したに違いなかった。

考えてみると、たしかに私はいつのまにか彼の両親そのものになっていたのかもしれない。私は彼を「乗っ取っていた」のかもしれない。この二年の彼の変化は急激で、私が彼に強力な力を及ぼしていたことは、間違いないことのようにも思える。しかし、私はそのことに奇妙に無自覚であり、彼の変化を単に「治療的成果」だと解釈していた。彼の実際の両親は、どちらかというと弱々しい印象の人たちで、「私たちはふつうの親と違うことはしていないはずですが」と語っていた。彼はそのことを「嘘だ」と絶えず怒っていたのだが、自分が彼に及ぼす力を否認し言い逃れをするという側面でも、私はまさに両親そのものとして彼に体験されていたのかもしれない。私の一部は知らないうちにまさに彼の内的な両親に「なって」おり、私はそのことを知らないのだった。

私が恐ろしかったのは、殴られることが怖かったからではない。私が「考えることのできない」「私」であることを知ったことが恐ろしかったのだ。何も「知らない」「私」だったことが怖かったのだ。

この私の体験した「恐ろしい『それ』」が意味するのは、患者と私が治療のなかでいつしかつながり、抜き差しならない間柄を構築していたということ、そして同時に、私が考えることのできる存在としての「私」を失っていた、ということである。転移／逆転移はそのつながりを生み出す基礎にあった。いいかえれば、転移／逆転移は「恐ろしい『それ』」として、何よりも私が主体としての「私」の存在を脅かされることとして立ち現れたのである。精神分析が教えるように、臨床の営みには転移が必然的に出現し、そして逆転移が転移の必然的結果であるとすれば、臨床の営みは絶えず「恐ろしい『それ』」の出現の危険をともなっているのである。

この事態のなかで、患者とつながった「私」の一部は「私」の他の部分から隔てられる。その「私」の一部の生み出す体験は、もはや私の生み出す体験ではない。私が体験した「恐ろしい『それ』」とは、自分の一部を失う恐怖である。治療の中で《スローモーション》の彼と融合するといってよいほどにつながっていた「私」は、私にとって、ここに記述した「危機」を通してしか出会うことのできない他者になっていたといえるであろう。彼が私に「乗っ取られて」いたように、私も「私」の一部を彼に乗っ取られていたのである。

このことはもうすこし理論的な言葉で記述することもできる。クライン派によって最初に導入された投影同一化という概念がある[(1)(3)(4)]。それは幼児期のこころに備わっている他者のこころの世界に自分のこころの世界を重ね合わせるメカニズム、そしてそのような事態を生み出すような対人過程を含んでいる。投影が単に自分のこころの内容を他者に投げかけること（自分の怒りを他者に投影して「他者が怒っている」と知覚すること）であるのに対し、投影同一化は他者のなかに自分の心的体験を押し込み、自分の体験をその他者自身の体験として他者に体験させる過程である。患者の怒りを投影された他者（治療者）は自分自身も怒りを覚え、患者の怒りそのものを身をもって体験することを余儀なくされる。

この投影同一化という観点から見ると、私がここで着目している危機は、投影同一化を上述のように語るときに語られない側面、すなわち余白の部分に相当するであろう。つまり、患者のこころを押し込まれた投影同一化の受け手の側が、それを押し込まれた代価として払う「自分のこころの空間の狭隘化」という側面である。こころの空間が狭められることによって、受け手（治療者）は自分の心的内容をさまざまな視点からみる自由を失う。それは身動きのできない感覚として受け手に体験されることもある。しかし、それよりも深刻なのは、自分が相手に乗っ取られているということに気づかない場合である。そのとき治療者は、患者の幻想のなかの対象の一部として自分が扱われているだけでなく、自分自身をそうした対象として心的に体験しており、実際そのようにふるまっているが、そのことにまったく無自覚である。それでもまだなんとか、身動きのできない感覚、ある種の閉塞感が感じられていれば、その感覚を注意深くまさぐることを通して、治療者は自分の「私」が乗っ取られている事態を感知することができる。しかし、治療者が患者のこころの一部を自分のものとして体験する程度が強いほど（同一化が徹底的であるほど）事態はひとつの必然、もしくは「事実」として感じられる。それは、事実というものが抗いがたいのと同じほどに抗いがたいものとして体験されるのである。私は《スローモーション》の彼の内的両親を押し込まれ、それに同一化し、内的両親にほとんど「なって」しまっていた。私が「私」としてその事態を理解できる余地はほとんどなかったのである。

私の考えでは、このような徹底的な「私」の乗っ取りは長く続かない。このような徹底的な「私」の乗っ取りが起きると、そこに現実的な危機が生み出され、治療者（投影同一化の受け手）は「私」の危機の存在を感知することになる。この患者の場合でも、ひそかな「私」の危機は、彼に殴られるというあからさまな具体的危機の形を通してしかそれと知られることがなかった。そしてその危機を介して、私は個人としての「私」がどのように彼とつながり、かかわっていたのか、思いめぐらす機会の端緒を与えられた。それは「私」の一部がもう一度私とつながりをもつために必要なできごとであったといえるのかもしれない。つまり、「私」の危機はつねに「私」の再建の契機を内包しているのである。《スローモーション》の患者の場合、その危機を介さなければ、私が彼の重篤な病理をそれと知ることはできなかったのである。しかし、もう遅すぎた。

セラピーの営みで生じる事態を、「私」の危機という形で現れるふたりの個人の交わりという極と、「私」の再建という極とのふたつの極を揺れ動く、力動的事態として認識することが重要である、と私は考えるようになった。そして、そうした揺れ動きは、治療者側の体験としてだけあるのではなく、同時に患者の側の体験の揺れ動きとしても存在していることをこころに留めておく必要がある。おそらく、そのふたりの体験の揺れ動きの位相には、微妙なずれが存在しよう。危機と再建とが微妙にずれながら繰り返されているわけである。そのずれ、つまりふたりの「私」体験（主体性の程度と質）のあいだに横たわる差異、もしくは空間こそ、治療というものが何かを生み出し創造する母胎なのであろう。どちらかがほんのわずか早く「私」を失い、ほんのわずか早く「私」を取り戻すことのなかから、何かが生まれるのである。その差異（もしくは空間）には、自分のとは異なったありかたの「私」体験の萌芽がはらまれているからである。

ひそやかな「私」の危機

さて、このような形の交わり、すなわち主体性の侵食をともなう交流が現れるのは、例外的な重症の患者だけなのだろうか。私が訓練を受けはじめた頃考えていたように、転移を「ひとごと」として「読み取り」うるような患者がほとんどで、転移が治療者の「私」の危機として現れる患者は例外的なのだろうか。私の経験した臨床的事実からみて、たとえよい機能をもつ神経症的な患者であっても、転移／逆転移が治療者にとって「ひとごと」でない（「私」の危機として体験されるような）局面が一時的にせよ存在する、と私は考えている。

そうしたことを教えてくれたひとりの患者をあげよう。

症例《物語》

彼女は整然とした話しぶりをする高学歴の独身女性で、経済的には自活していた。彼女はけっして感情閉鎖的でなく、むしろ感情のこもった語り口をもっていた。抑うつと激しい感情の突出のエピソードを経験したことをきっかけに、治療に入ることになった。しかし、治療面接に入ったときには、彼女はすでに通常の仕事もこなしていて、彼女の生活ぶりには顕在的な問題がないかに見えた。それにもかかわらず、彼女は自分で治療費を払って私のもとに通いつづけた（彼女は大企業に勤めていたが、経済的にはそれほど余裕があるわけでもなかった）。

最初の一年ほど、彼女の治療ではつぎつぎと新しい「発見」があった。解釈を与えると彼女はすぐにそれを鵜呑みにするようなことはなく、いろいろと吟味し、その後にある理解が実感的に生まれるようにみえた。したがって彼女はそうした「発見」をつなぎあわせて、次第にひとつの物語、彼女の人生の物語を生み出していった。それは、ある意味でわかりやすい、きわめて腑に落ちる物語であった。つまり「両親の不和と、それに気をもみながらその事態を救おうとする少女」にまつわる物語であった。

この一見順調にみえる治療の展開にもかかわらず、彼女にとって当面の治療動機である「手の震え」はおさまらなかった。しかし彼女は通いつづけた。一年半ほどたってようやく私は、なにかがまずいのだ、と感じた。なにか大切なことを私と彼女が見落としていて触れていない、ということをとるにたらない症状を持続させることで彼女が私に教えているのだ。というのは、彼女が相当の料金と時間の代価を払ってまで求めるものが、些細な症状からの解放だけだとはとても信じられなかったからである。ある日私は、そうしたことを彼女に伝えてみた。だが、それは何ももたらさなかった。このとき私は、それまでの治療を振り返ってみて、私が話したことが彼女を揺さぶったことはなく、彼女の物語にだけ影響を与えていたのでないか、と思い知らされた。

私と彼女の対話はすべて、彼女の「物語」を強化するために吸収されていたのだった。とはいえ、私は面接中にそう感じることはなかった。面接は「うまくいっていた」。面接後に記録をまとめると、面接はいつもとても思い出しやすかった。というより思い出しやすすぎた。その思い出しやすさは、その「物語」という文脈ですべてが整理されていたからであった。発見したり創造したりする感覚はどこにもなく、すべてはすべすべと整合的で、反面手ごたえのない物語だった。毎回記録をまとめるときになってようやく、私はその面接が「いきいきしていない」ことをときおり感じるのだった。

その次のセッションで私ははじめて、ここでひとつの「物語」に私と彼女が隷属し、搾取されているようで、その結果、ふたりの人間としての彼女と私がここで現実に会っている気がしない、という感覚を面接中も体験した。そこで私は、彼女と私でなにかを作り上げているような気がしていたけれど、気づいてみれば、そのできあがった「物語」のために彼女と私が本当に触れ合えていない感じがする、彼女と私はその「物語」を通してしか関係がもてないし、その関係もいきいきとしていない、結局それは、彼女と私との関係をまるで死んだものにしているみたいだ、と彼女に伝えた。やがて彼女は話し出したが、その連想は「物語」に吸収されなかった。

その後の何回かのセッションを経て、彼女は次第に、自分の人生が「死んでいる」ことに言及しはじめた。そして同時に、父親と母親とが生み出したひとりっ子の自分が父親と母親とを決定的に不和にし、そして実質的に夫婦関係を「死んだ」ものにした、という強烈な罪悪感に関係した多くの想起を連想するようになった。それは、両親はいきいきとした性愛を楽しめず、不幸であるのに、自分がその関係を維持させている、という罪悪感でもあった。私と彼女が触れ合える感覚は次第に回復されていった。彼女がそれなりの魅力をもつ女性であるのに、性愛の世界をまったく話してこなかったことの不思議さを、私はようやく実感した。

ここには《スローモーション》の場合のようなあからさまな危機はない。面接室の外にも危機は溢れ出していない。私と彼女はごく穏やかに心理療法的な関係を育んでいた。しかしその一方で、面接室の中でひそやかな「私」の危機が治療を侵食していたこともまた事実である。私と彼女はまったく無自覚にひとつの筋書きに参加していることが見て取れるだろう。その筋書きは、彼女のこころのなかの、彼女と両親との関係をなぞっている。

私と彼女と私たちが治療のなかで生み出した物語との三者は、彼女の内的な対象世界における父親と母親と彼らの子どもである彼女との三者のありようを再演していたといえるであろう。自分が両親の関係を「殺してしまった」存在なのに、当の自分の存在こそが両親をつなぎとめるものとして機能し、両親の不幸な「死んだ」関係を維持させてきた、という心的現実こそ、治療者の私が触れて理解することを彼女が無意識のうちに強烈に望み、かつ強烈に恐れていたものであった。その心的現実を彼女は自らに語ることもできなかったし、たとえば夢の形で主体的に体験することもできなかった。そのかわり彼女と私は、治療状況のなかで彼女の両親になった。私たちは象徴的に交わり、象徴的な子どもとして「物語」を生み出した。彼女と私は、彼女の心的現実を具現したのである。

しかし、ここにかかわっている象徴性は、本来の意味での象徴性の水準には達していない。象徴（私と彼女とが生み出した物語）と象徴されるもの（両親の生み出した子どもとしての彼女）とのあいだを理解し解釈する「私」を、私も彼女ももてなかった。したがって、象徴と象徴されるものとの距離はせばめられ、「物語」はほとんど子どもとしての彼女そのものとなった。彼女が両親の交わりにしたのと同じように、「物語」は私と彼女の関係を実際に「死んだ」ものにし、にもかかわらず私たちふたりの関係をつなぎとめつづけた。

この意味で、ここに生じている危機も「恐ろしい『それ』」である。私が無自覚に私でなくなり、私は他者に乗っ取られている。ある意味でその危機は、あからさまでないだけになおさら恐ろしいといえるかもしれない。「私」の危機はこの場合、ひそかに静かに潜伏し、彼女と私の治療的営みを蝕んでいたのである。

危機が何かを生み出すために

「恐ろしい『それ』」、すなわち「私」の危機はけっして例外的な事態ではない。重症の患者のみならず、《物語》のようなきわめて正常度の高い患者とのあいだにも起こりうる。というよりも、この危機こそ、セラピーの営みが実際的な力をもつために必然的に経過しなければならない本質的な過程なのかもしれない。私たちはその危機を通じて部分的に、きわめて無自覚に患者の一部に「なり」、患者の一部としてふるまい、患者の一部として事態を体験する。精神分析的なセラピーが絵空事でなく、現実的で手ごたえのあるものであることは、そうした危機がそこに生じ、治療者にとって患者の世界が部分的にせよ「ひとごと」ではなくなることを根拠としている。

では、治療にとって本質的な「私」の危機、「恐ろしい『それ』」が、症例《スローモーション》でのように治療全体の危機へと波及し、それを壊滅させてしまう場合と、症例《物語》でのように何かを生み出しうる場合とがあるのはなぜだろうか。うまくいくための条件は何だろうか。これが実践を考えるときに重要であることはいうまでもない。

こうした条件をすべて取りつくすことはできそうもない。そのようなことはおそらく、私たちが人間であるかぎり、原理的にできないことではないだろうか。私たちはただ、そうした条件のいくつかの側面を切り取ることができるだけだろう。そのことを前提にして、私はこの「恐ろしい『それ』」が生産性を帯びるために何が必要かを考えてみよう。このことを考えるとき、こうした危機の局面がどのように進展し、転回点を迎え、生産性を帯びてくるのかを見ていくことは有益な示唆を与えてくれるだろう。《物語》との治療的営みにおいて、この危機は、私が彼女よりわずかに早く、そこに再演されているものを考えること理解することのできる「私」を回復したことを通して乗り越えられた。その過程を見直してみよう。

私は当初、すべすべとした物語に何の違和も感じず、よい患者とよい治療者という幻想の世界で一役を担っていた。だが、面接記録を書くときに「思い出しやすすぎる」とふと感じたことから、私はその世界と微妙に距離をもつことができた。そこから思い巡らすうちに私は、彼女とのあいだを浸す不毛な感覚に触れることができはじめた。

渦中にいてはわからないものが距離をとるとわかってくる。こうしたことは当然といえば当然であるが、この局面で重要なのは、私が無理にそういう距離を手に入れようとしたのではない、ということである。私は面接記録を書いていた。ふと「思い出しやすすぎる」と感じた。ただそれだけである。面接記録を書くのは、けっして危機を乗り越えるためではない。セラピストの日常の仕事の一部である。料金の取り決めや時間の取り決めと同じような、面接にあらかじめ備わった設定の一部である。分析的なセラピストは必ず面接の記録を書くことになっているのだ。

私の立ち直りと危機からの脱出が、ごく日常的な治療設定に身をゆだねることを基礎に成し遂げられていることは偶然ではない。それどころか決定的に重要なことのように私には思える。精神分析的設定は、精神分析という営みが自然に立ち現れ、進展するようにできている。セラピストが毎日セッションの記録を作ることは、そのような設定の一部である。記録は一義的には、その記録を残し、後で参照し、誰かに見せるために書かれるのではけっしてない。それは記録を書いたことの結果であり、ある意味副産物である。記録をとる目的は記録をとる営み自体にある。

それは、セッション中の「私」とセッションの外で記録を書いている「私」が出会い、対話し、何かを生み出す時間である。患者に乗っ取られていた「私」とその程度の少ない「私」という、ふたりの異質な「私」が出会い、語らうのである。そのふたりの「私」の間隙、空間、ギャップに生産性の根拠は存在する。

ここで重要なことは、そのふたりの「私」の交わりという契機を分析的設定が内包しているという事実である。分析的設定はけっして分析時間だけに及んでいるのではない。分析的設定とはその外部との境界をしつらえ、その境界のありようを規定する。たとえば、意味が兆し、治療者の「私」の全体性が回復するのは、面接記録を書く場所、面接と実人生の境界の場所においてなのである。そうしたことが可能になる場所として、その場所は精神分析設定のなかにしつらえられている。こうした設定の要素のひとつひとつが治療者の「私」を回復させ、患者を理解することに役立つのである。端的に言って、面接が決まった時間に終わること、時間が決まっていることによって、どれほど自分の考える機能が救われていることだろう。外部と内部が交錯し、交流することがなければ、そして何よりも外部と内部との境界がなければ、私たちは「恐ろしい『それ』」に圧倒されつづけるしかない。

このようなことを考えると、私たちは患者とふたりで治療をもっているのではない、ということに行き当たる。結局、私たちは自分の工夫や自分の努力で患者を変化させているのではない。ある個人がある個人に影響を与えているのではない。精神療法はふたりのあいだのやりとり、キャッチボールではない。患者が変化するのは、私たちが分析的設定というもの、ある意味では精神分析という文化に身をゆだねるということを媒介になされるのである。

さて、設定や文化に支えられることによって、ある程度考える機能が回復すれば、つまり「私」の危機が去ってしまえば、私たちは、視点をある程度自由にもつことができ、心的事象を別の方向から見ることができる。もはや、危機は単なる事実として剥き出しに存在しているのではなく、解釈や理解の対象となりうる。それは患者の内的世界とかかわりのあるものとして理解できる。このとき私たちは、何かが何かをあらわしている、という事態、象徴と象徴されるもののあいだの空間を遊ぶことができる。そのとき、すべてのものはそのもの自体ではない。私たちは何かに自分で意味を付与する自由をある程度はもっているのである。「私」の危機から回復したとき、私たちはものごとを別の「角度」、別の「視点」、別の「展望」から見ることができる。角度、視点、展望という言葉が空間的な意味合いをまとっていることはいうまでもない。つまり、私たちが治療のなかで「私」の危機を越えたときに、私たちは何らかの空間が生まれたという感覚的体験を暗黙のうちにもつのである。おそらくそのとき、私たちのこころの空間はかなりの程度回復したのである。ある種のゆとり、ある種の自由さとして、私たちはこころの空間のひろがりの増大を体験しているのである。

このこころの空間のありかたを、私たちは患者と自分とのあいだの空間についての感覚や、自分のこころのゆとりについての感覚を通じて体験している側面がある。私たちが治療設定の助けを借りて、ある程度「私」を回復し、物思うことができるようになったら、そうした空間の感覚をまさぐることには治療的な意味があるだろう。[2]

《スローモーション》の彼は私に大きな宿題を残した。私の分析的な臨床への取り組みは、今考えると彼をはじめ何人かの患者が私に残した宿題を、長いあいだにわたって取り組んでいたようなものだったのかもしれない。この二十何年間私は、あたりが暗くなる頃まで教室に残されて前の日の宿題をやらされている子どもだったらしい。宿題はまだ残っているが、すこしずつ出来上がりつつあるのかもしれない。そう思いたい。

この章で提起した論点は以下のようにまとめられるだろう。

精神分析の営みは、ひとりの患者という固有の心的世界（歴史と対象世界）をもつ他者との出会いのなかでくりひろげられる心的事態である。そして、そこには、たとえどんなに患者の病理が軽いものであれ、患者と治療者にとっての主体性、「私」の危機をともなう側面が、かすかにではあっても必然的に含まれている。いいかえれば、他者と出会うことには、自分を失うという側面が必ずあるのである。「私」の危機とその再建とのあいだの揺れ動きは現実的な危機を生む可能性もあるが、その揺れ動きこそ、分析的な営みがもつ生産性の根源である。それが生産的なものとなるには、私たちは治療設定もしくはひとつの文化に身をゆだねることが大切である。そして、治療における空間の感覚に着目することに意義があるだろう。

〔註〕この章は、『精神分析という営み』（岩崎学術出版社、二〇〇三年）の第一章を加筆・改稿したものである。

（1）Bion, W. *Learning from Experience*. Heinmann, 1962.

（2）藤山直樹『精神分析という営み』（岩崎学術出版社、二〇〇三年）。

（3）Klein, M.(1946) Notes on some schizoid mechanisms. In *Envy and Gratitude and Other Works.*, Karnac 1993.

（4）Ogden, T.H. (1986) 狩野力八郎監訳・藤山直樹訳『こころのマトリックス——対象関係論との対話』（岩崎学術出版社、一九九六年）。

第二章

厄介な出来事（？）転移／逆転移

菅　佐和子

そもそも本書を編む動機のひとつは、「転移／逆転移とよばれている現象はカウンセリングなり心理療法に不可欠なものなのか？」という問題意識に端を発している。カウンセリングにもさまざまな立場があり、また、それぞれの学派内にも、心理治療のプロセス如何によってさまざまな局面の生ずることが述べられている。だから、転移／逆転移という言葉に馴染まないカウンセラーが充分に現象としてのそれに通じていることもある。あるいは、そういう現象が生じたとき、そのことを知っているのと知らないのとでは、それだけでその後のプロセスに重大な変化が生ずることもありうる。しかし少なくとも、精神分析的枠組に立った人がこの言葉の意味する現象に真剣に立ち向かい、そこで生ずるカウンセラー－クライエントのこころの動きをかなり綿密にとらえていることは確かなようである。本章は、いままで転移／逆転移についてことさらには考えてくることのなかったカウンセラーが、改めてその言葉の意味について率直に語っているところに特色がある。

はじめに——私が「転移／逆転移」を敬遠してきた理由（わけ）

なるべく避けて通りたいと思っているテーマで何か書くようにとか話すようにとか命じられることが稀ではない。自分のなかでなんとなくごまかしたり不問に付したりしてきたことを、外側から課題として与えられるのは皮肉なことである。皮肉なことではあるが、そうなった以上は、そこに、私を鍛えてやろうという臨床心理の神様（私にとって天なる父のような、抽象的ではあるが不可欠な存在）の思し召しがはたらいていると考えることにしている。いままでなんとなく避けて通ってきたテーマであるから、読者諸賢にとって意味あることが書けるという自信はまったくもちあわせていない。ただ私は、このテーマに関する私の気持の変遷を、なるべく事実に即して、率直に記することで私の任を果たしたいと思っている。自分自身にとって意味のあるものが書ければ、たとえ未熟なものであっても、誰方かのお役に立つことがあるかもしれないと信じている。

私と「転移／逆転移」とのかかわりは、文字どおりの岡目八目から始まった。

幸か不幸かわからないが、私は初心者のころから、男性セラピスト（心理臨床家であれ精神科医であれ）と女性クライエント（患者さん）とのあいだでくりひろげられる転移／逆転移の修羅場や泥沼を横から見る機会にかなり恵まれてきたと思っている。

初心者であった私は、転移／逆転移というものの本質などちっともわかっていなかった。私の目に映った状況を素朴に記述するならば、「ある女性クライエントが、ある男性セラピストに深く深く執着して、そのセラピストを追いまわし、泣いたり、からんだり、ときどきは自傷行為におよんだりする。セラピストのほうは対応に困っている。しかし、困りながらも、ときには相手の執着を煽るような態度をとっているようにみえることもある。なにがなんだかよくわからない関係だが、周囲はかなり迷惑そうにしている……」とでもいえそうなものであった。

私はつねに傍観者であったわけではない。ときには「第三者を介入させることで、事態を沈静化させる」ために、私がもうひとりのセラピストとしてその女性クライエントと面接する立場になることもあった。そういうばあいの私の役どころとは、クライエントの男性セラピストに対するどうにも処理しきれない気持（愛着・不満・失望・怒り・恨み・未練などなど）を延々と聞かされることから始まらざるをえなかったのである。

「その件はさておき、あなたの性格についてお話ししましょう」などと水を向けたところで、クライエントの関心はそんなところに向くはずはないのであった。ときには、いささか迷惑な頼まれごともあった。「昼食のとき、職員食堂であの先生と同じテーブルで御飯を食べているでしょう。それが羨ましい！　一度でいいから、わたしもいっしょに連れて行ってください。あの先生のとなりで御飯を食べてみたい。わたしの気持、わかってくれるでしょ！」代われるものなら毎日でも代わってあげたいが、そんなことは許されないことであった。そうかと思うと、きわめて良心的な若い女性クライエントからは、いかにも申し訳なさそうに「先生（私）は、ほんとうによく話を聴いてくださる良い先生です。わたしは先生に感謝しています。でも……でも、わたしにとっていちばん好きで大切なのは、やっぱりあの先生（男性セラピスト）なんです！　ごめんなさいね。」

私としては「そんなに気を遣ってくださらなくても結構です。あなたにそんなに大切に思われても仕方ないし……」とも言えないではないか。返事に困るとはこのことである。

こういう体験のなかで、私は次第に「転移を起こすということは、なんと苦しく、なんとつらいことだろう」との思いを抱くようになっていった。「それが治療を進展させる糧である」といわれても、クライエントのこころが支払った代価に見合うほどの成長変化がほんとうに得られるものなのか？　じつのところ、はなはだ疑わしく感じていたからである。

クライエントはたいてい、砂漠を歩いてきた旅人のようなものである。喉が渇き、お腹が空き、疲れ、傷つき、へとへとになっているとき、セラピストというオアシスに出会ったわけである。当然そこで思いきり水を飲みたくなるであろう。その水こそ、いままでの渇きを一挙に癒してくれ、痛みを和らげてくれる甘露水であるはずである。

ところがこのオアシスは、本物の水を飲ませてくれる場所ではない。かつて水を飲みたいのに飲めなかったつらい記憶、いつも水を手に入れそこなってきた自分の要領の悪さなどを、改めて再確認させられる場所なのである。そのような自分を知ることは、大切なことである。しかし、目の前には美味そうな水があるのである。「なにはさておき、その水を飲ませてほしい」という気持が昂まるのも当然ではないだろうか……。

私の素朴な思いとは「本物の水を与えられない関係なら、オアシスの幻など見せるのは罪なことではないのか」ということであった。しかし砂漠の旅人は、オアシスがあると思えばこそ、治療の場に足を留めるのである。オアシスなど無くて、あるのは険しい岩山だけだと思えば、いったい誰が足を留めるだろうか。――「転移／逆転移」にともなう騒動にきわめて批判的なある男性セラピストがいた。彼は「あんな騒ぎになるのは、セラピスト側の態度に問題があるのだ。わたしは、そういう騒ぎに巻き込まれたことはない」と胸を張っていた。彼の言葉の前半にはこころひそかに共鳴するところのあった私は、期待を込めて尋ねずにはいられなかった。クライエントに苦しみを与えることなく治療を進展させるコツがあるのなら、ぜひそれを知りたいものだと思ったのである。彼の返事は、私の期待とはおよそかけ離れたものであった。「わたしが深入りしないようにしていると、すぐに来なくなりますよ！」

すぐに来なくなってしまっては始まらないではないか！　オアシスの幻を見せるのも、まったく見せないのも、どちらも問題があるように思われた。

とにかく私は、男性セラピストと女性クライエントのあいだで展開された「転移／逆転移」にまつわる祭の後始末に参加するなかで、人間のこころのどうしようもなさ、切なさを、いやというほど垣間みることができたように思うのである。

私自身が主たるセラピストの役割をとってかかわっていたのは、児童・思春期の女子のケースが多かったので、関係はもっと平穏であった。ただ、私の内部には、つねに次のような気持が存在していたように思う。

人間は誰しも、実人生のなかでオアシスに出会うことを求めている。オアシスに恵まれている人々は、そもそも心理療法など必要としないことが多いので、セラピストの前に姿を現わすこともないかもしれない。クライエントとして訪れる人々は、さまざまな事情でオアシスに出会えていない人であるといってもよいだろう。さまざまな「事情」のうちで、本人の内面的な要因によるところ（部分）を取り扱うのがセラピストの仕事である。それは、その人の実人生という否応なしの表舞台の陰にある、ひそやかな「練習場」兼「休憩所」のようなものであろう。表舞台でどうにもうまくゆかなくなったとき、人はその練習場兼休憩所でリフレッシュし、これまでの自分のありかたとか生きかたを点検し、体勢を立て直すわけである。ひとりでしばしの休憩をとるだけでそれができる人もあろう。自分ひとりの力ではそれができないとき、援助のコツを心得たセラピストという専門職の協力が必要となってくる。かりに、セラピストという練習場の主との人間関係が、かつてないほど安らぎに満ちたものであったとしても、それは実人生で自らの力で出会ったオアシスではないのである。クライエントは、かならず実人生という表舞台に戻り、まえよりも上手にオアシスに出会えるようにならなければしかたがないのである。それが生きるということであろう。

一方、セラピストであることを職業として選んだ者にとっては、クライエントにとって陰の練習場兼休憩所にあたる「場」を、より質の高い効率の良いものにまで磨きあげることが、自分の実人生ということになる。セラピストも人間である以上、実人生でオアシスを求めているはずである。この仕事のなかに自分にとってのオアシスがあると思えばこそ、何年にもわたってこの仕事に従事しているのであろう。

この仕事をしていると、つぎつぎにクライエントが訪れ、ふつうは話さないような深い話をしてくれ、ほかの場所では考えられないほど自分に関心を寄せ、ときには尊敬したり愛着したりしてくれるわけである。もちろんその反対に、思わぬ怒りや恨みつらみをぶつけられることもあるが、いずれにせよ、相手にとって自分が「きわめて重要な他者」になれることは確かである。この充実感によってとりあえずこころを満たされるセラピストは数多いであろう。

ほかの場所ではなかなか主役になれなくても、この場では確実に主役になれるのだから……。

しかし「クライエントにとって自分が重要な他者である」という感覚に酔い、それに溺れてしまってはいけないのではないか、と私は感じてきた。セラピストとは、あくまでも陰にいる援助者であり、その存在価値は、クライエントが実人生に戻ってからのありかたによってはじめて評価されるものであるはずである。ふたりのあいだにどのような花が咲いたかが問題ではなく、クライエントが実人生でどのような花を咲かせたかが大切なのではないだろうか。

このような感じかたをしていた私は、クライエントと「向きあって立つ」関係より「同じ方向を向いて立つ」ような関係を目指してきたつもりである。疲れ果て、傷つき果ててやって来たクライエントに、一杯の水を提供することにこだわりはなかった。ただ、その水は、目的とするオアシスの甘露水ではなく、それを探しに行く途中で倒れてしまわないためのエネルギーの補給であることを率直に示し、いたずらにオアシスの幻など見せないようにこころがけてきたつもりであった。

「ここがあなたのオアシスではないのです。ここは、あなたが自分のオアシスを見つけられるようになるための準備の場です。わたしは、あなたが自分で自分のオアシスを見つけるのを（これまでの経験と知識を活かして）手伝うのが仕事なのです。それで報酬をいただいているのです。いっしょにがんばってみませんか？」

これが、私がクライエントにこころのなかで語りかけてきた言葉である。私は、どれほどの成果が得られるか保証もないのに、実人生で傷ついてきたクライエントを、セラピストとの関係のなかでもういちど苦しめるようなことはすべきではないと思っていた。また、セラピストという自分の役どころに対しては、つねに節度を心得ていたいと願っていた。そのため「転移／逆転移」という概念に意識的関心が向かぬままに今日まできた、というのが有り体のところである。以上の事実をふまえたうえで、次節に進みたいと思う。

転移／逆転移に関する定義をめぐって

本書において各執筆者はまず、それぞれが拠って立つ（あるいは採用している）「転移／逆転移」に関する定義を明らかにすることが求められている。私は前述のように、この問題を深く意識的に考察することなく過ごしてきたため、とりたてて主張すべき定義など保有してはいない。ただ、自分の頭のなかで概念を整理しておきたいと望んでいる。

まず転移について。周知のように、「転移」という概念を初めて打ち立てたのはS・フロイトであり、それ以来、多くの検討が行なわれてきた。コフートによれば、本来の意味は「無意識内容とその力が前意識まで浸透し、その思考、感情、欲求の中に入りこむこと」であり、対人関係的な問題にかかかるものではなく、あくまでも個人の精神内的な次元の問題にかかわるものであったという(3)。しかし、近年の動向はこの本来の意味を忘れ、「慣例的に治療中に精神分析家との関係のなかに再燃する幼児期からの両親に対する態度や感情」の意味に用いられるのがふつうとなっている。

もちろん、両親に対する態度や感情が置き換えられる対象は、精神分析家であると決まっているわけではない。日常のあらゆる人間関係のなかには「理にかなった現実的側面とともに転移的側面が存在する」と西園は指摘している(3)。

たとえば、私が相談を受けたケースであるが、ある会社に勤めるA子さんは、部下として配属されたB子さんにたいへん慕われていた。それまで厳格で気難しい上司のもとで萎縮していたB子さんは、穏やかで良識的なA子さんのもとに移ってほっとする気分を味わい、A子さんもそんなB子さんに居心地よく仕事をしてもらうための配慮をしてきた、とのことであった。数カ月間は申し分ない日々が続いていた。ところが、いつのころからか、B子さんのA子さんへの態度が妙に不機嫌で反抗的、高飛車で失礼なものになっていったのである。困惑したA子さんは、あれこれと原因を推測し、自分のほうになにかB子さんを怒らせるような原因があったのかと反省してみたりもした。ときには、それとなくB子さんに尋ねてみたりもしたが、いっこうに要領を得なかったのである。

そんなある日、事務上のちょっとしたミスを注意したA子さんに対し、B子さんはおよそ理屈に合わない抗弁を鼻で笑いながらくりひろげたのであった。その非常識な態度に、さすがのA子さんも我慢ができず、思わず厳しい言葉でB子さんを叱責したのである。

その翌日、B子さんは辞表を叩きつけて職場を辞めてしまった。

A子さんの戸惑いとショックは大きかった。たしかに厳しい言葉で叱責はした。しかし、そうせざるをえない状況をつくったのは、どうみてもB子さん自身である。平穏な池の水面にむりやり波を立てるようなことを、何のためにしなければならなかったのであろうか。それにB子さんの前の上司は、A子さんとは比較にならないほど厳しくて気難しいことで定評のある人であった。叱責など日常茶飯事である。その上司のもとで鬱々としながら何年も耐え抜いてきたB子さんが、なぜたった一回の叱責で、会社を辞めるという暴挙に走ってしまったのであろうか。

「わたしは、そんなに非道なことをしたのでしょうか？　わたしは、和やかな職場をつくりたくて、ごく常識的にふるまっていたつもりなのですが……」と、A子さんは頭を抱え込んでいた。

このような例はけっして珍しくないように思われる。気難しい上司のもとで耐えていたB子さんにとって、穏やかで物柔らかなA子さんに出会えたことは、それこそ砂漠でオアシスに出会えたようなものであったろう。しかも、小さな部署だったので二人きりで仕事をする時間が長く、いままでの苦労話などをA子さんに聞いてもらうことも多かったようである。職場という社会的場面でありながら、そこにはセラピー場面にも似た構造があったものと考えられる。そのなかで、B子さんのA子さんに対する「転移」が引き起こされたのも了解できないことではない。

精神療法（とくに精神分析）の場で転移が起こりやすい理由として西園は「現実社会への配慮や道徳的判断から離れて、自由連想することや、患者が自由に述べるのを治療者が聴き入るという治療のセッティングは、患者の主観的体験を尊重するものである。そこには、過去の重要な人物との関係を再現しやすい。つまり、転移状況では退行は避けえないものになる」と述べている。

B子さんのばあいは、まさに静かなオフィスでなまじ主観的体験を尊重されているうち、過去の重要な人物（おそらく母親）との関係をA子さんとのあいだで再現してしまったということになろう。事実B子さんは、幼くして実母と離別し継母に育てられるといった生活体験をもつ人であったらしい。

もしこれが、もっと人の出入りの多いオフィスで、外的な仕事に追われて忙しく立ち働いていたならば、B子さんはA子さんに対してそのような転移を起こす暇もなかったにちがいない。あるいは、A子さんがもっと厳しいビジネスライクな雰囲気・態度の持ち主であったならば、B子さんは以前の上司のときと同様、意識的にはおおいに不満を抱いたとしても、このような転移を起こして退行状態に陥ることはなかったのではないかと推察される。皮肉ないいかたをすれば、A子さんがなまじ「優しくて思いやりのある上司」（一般的なA子さん評）であったことが、B子さんとの関係にとっては仇となったということになろう。

それでは、A子さんが上司として不適切な人物であるかといえば、けっしてそんなことはない。これまでのA子さんの部下には、B子さんのような転移を起こした人は誰もいなかった。A子さんのほうは、これまでの部下に対するのと同様の態度でB子さんに接してきたつもりであった。第三者の眼も、A子さんが特別B子さんに深くかかわっていたようにはみていない。これはやはり、B子さんの側に転移を起こさざるをえない下地があったと考えなければならないであろう。

このケースは、A子さんの側から相談を受けたものであるが、逆に、B子さんに相当する側から相談を受けることも稀ではない。

C子さんは、ありのままの自分にどうしても人並の自信がもてず、その反面「こうあるべき」という理想像はきわめて高く、その乖離に苦しみつづけている女性であった。両親も同胞もそろって優秀な努力家であり、社会的成功をおさめている。そのため、家族中の要求水準やプライドが高く、高等学校も中退、職場も長続きしないC子さんは、いつも肩身の狭い思いにさいなまれてきたのであった。ありのままの自分を受容してくれない両親に恨みと怒りを抱きながらも、C子さんの愛着はずっと両親に向けられつづけているようにみえた。どこに勤めても、当初は好調なのだが、やがて「仕事ができない」「わたしはダメだ」「上司がわたしを理解してくれない」「わたしは、いないほうがよい存在だ」といった訴えが始まり、まもなく、逃げるように職場を辞めてしまうのがC子さんのパターンであった。

そんなC子さんに手を差しのべたのが、服飾関係の自営業のD子さんであった。D子さんは、自分も若いころに対人恐怖で苦しんだことがあるとのことで、なんとかC子さんを自分のところで立ち直らせたいと考えたようであった。結果は、A子さんとB子さんのばあいと同じようなことになってしまった。C子さんの態度に手を焼き、これは自分の力に余ると悟ったD子さんは、悩んだあげく、しかるべき礼を尽くしてC子さんとの縁をすっぱりと断ち切ってしまったのである。これはC子さんにとっては文字どおり「見捨てられ体験」であった。彼女はそのショックで身体症状を呈し、しばらく立ち上がることができなかったほどであった。

結局この二組の女性たちは、誰も悪意などなかったのに、それぞれが消耗し、苦い後味をかみしめることになってしまったのである。

B子さんとC子さんの非常識な言動が「転移」によるものであることは容易に察しがつくであろう。それでは、A子さんとD子さんの「逆転移」はどうなっていたのであろうか。

逆転移の定義について小此木は「もっとも広い意味では、治療者が患者に向ける種々の感情的な態度、その他のすべての心理的反応を意味する場合があり、他方では、治療者に対する患者の転移に対して治療者が患者に向ける転移に限定する場合がある」と述べている[4]。

セラピストも人間である以上、初対面のクライエントに対しても「感じがよい／よくない」「話が通じやすそう／通じにくそう」といった印象をもつことは避けられないことである。ただ、その自分の側の感情に押し流されるのではなく、自分の感情をもすこし距離をおいて見つめている冷静な眼も共存させていなければならないのは、いうまでもないことである。

Ａ子さんはセラピストではなく、深層心理学に興味をもっているわけでもない「ごく常識的な、バランスのとれた社会人」である。Ｂ子さんに対しても「新しく部下になった人だから、これまでの部下と同様、円満にやってゆきたい」と考えていたにすぎない。それ以上、深い感情を揺さぶられていたわけではないと思われる。したがって、後にＡ子さんがＢ子さんに対して困惑したり苛立ったり「もう、いい加減にしてほしい」と感じるようになったのは、Ｂ子さんの態度（すなわち転移）によって引き起こされた反応ということになろう。これは了解可能な反応である。Ａ子さんでなくても「幼児がむずかって母親に駄々をこねているような」あるいは「反抗期の中学生のような」言動を職場という社会的場面でとられたら、腹が立って当然である。これは理にかなった反応ではないであろうか。

セラピストのばあいにも、クライエントの言動に対する理にかなった感情が引き起こされることは致しかたないことであり、むしろ当然のことと考えられる（もちろん「理にかなった」といっても、絶対的な基準があるわけではなく、そこにおのおののセラピストの容量の差がからんでくることも確かであろうが）。

ウィニコットは、このような理にかなった逆転移と、セラピストの内的な問題に由来する逆転移を「客観的逆転移」と「逆転移性感情」として区別してとらえている[9]。

Ｄ子さんのばあい、勤めてからのＣ子さんの態度に対する反応は「客観的逆転移」に相当するであろう。しかし、そもそもどこの職場でも長続きのしなかったＣ子さんを、そうと知りながらわざわざ自分の店で働くよう誘いかけたところには「逆転移性感情」の存在がうかがえるかもしれない。

ここで私のなかにひとつのイメージが浮かんでくる。

ある家に、きちんと昼食をとった人が来客として訪ねて来たとしよう。午後三時頃になって主人側は、おいしいケーキと紅茶を出したとする。客人はそれで満足するであろう。ところが今度は、朝食も昼食も食べられなかった人が来客として訪ねて来たとする。そのことを聞いていながら、やはり午後三時頃にケーキと紅茶を出したとする（主人側としてはそれが精一杯のもてなしであり、ほかに供する食べ物はなかったと仮定する）。しかし、空腹に耐えてきた来客は、とてもそれだけでは我慢できないだろう。「空腹だということをわかってくれるなら、なぜ、もっとたくさん食べ物を提供してくれないのだ！」という気持が湧き起こってくるのではないだろうか。ケーキと紅茶だけ出して事足れりと思っているらしい主人側の鈍感さ・非情さが許しがたくみえるのではないであろうか。

それでは、もし主人側が一度はおいしい食事を作って供したとしよう。主人側は一度だけのつもりでも、ほかの場所では空腹を満たされない客人は、つい「ここへ来れば空腹が満たされる」と期待し、何度も訪れたくなるかもしれない。そうなると早晩、主人側にとって負担となるのは目に見えたことである。その気持が客人に伝わると、客人の側は見捨てられ感・裏切られ感を味わうことになろう。いずれにしても、双方にとって後味のよくない結果になることは確かである。

ここでの「食べ物」という言葉を「共感的理解」とか「心理的援助」に置き換えてみよう。A子さんとD子さんは「おいしいケーキと紅茶」だけを供する主人側に相当するであろう。待別に空腹ではない客人にとっては、これで充分であろう。ところがB子さんとC子さんは「朝食も昼食もとっていない空腹な客人」だったわけである。

私がA子さんから相談を受けたのは、じつはかなり以前のことである。その時点では私は、B子さんの行動の意味をよく了解することができず、A子さんにとってさほど役に立つような助言もできなかったように思う。ただ、この出来事は印象的だったため、記憶の引き出しにずっとしまいこまれていたのである。

その後、ケース体験をとおして、また、日常生活においても多少なりともA子さんやD子さんと共通する体験をしたことで、ようやく前述のような理解に到達したのであった。気をつけて周囲を見まわすと、このような類の例はあちこちにあり、多くの人々がわけもわからぬままそれに巻き込まれ、消耗していることに気づかざるをえなくもなった。ここでは、私自身にとってわかりやすい女性どうしの例ばかりをとりあげたが、男女を問わず、同様の現象は生じているといえよう。

心理療法場面における転移／逆転移について言及するまえにこのような日常場面をとりあげたのは、私自身、日常生活の小集団のなかで「さんざんわけのわからない苦労をさせられた」と感じる体験があるためである。その現象を理解するには、好むと好まざるにかかわらず「転移／逆転移」という概念の導入が必要であろうと思っている。

心理療法の場における転移／逆転移は、基本的に、日常とは一線を画した、枠づけのなかで生じるものである。それゆえに、困難は伴うにせよ、きちんと対処することが可能なのである。ところが、日常生活のなかで中途半端に生じることは、じつに厄介なものといわなければならない。

最近、クライエントとして心理療法を受けることへの潜在的なニーズをもちながら、さまざまな不安や恐れ、体面へのこだわりなどから、クライエントにはならず「勉強」や「アルバイト」「ボランティア」などのかたちで心理療法の周辺に足を踏み入れ、きちんとした治療構造のないところで「転移」や「退行」という現象を容易に生じさせる人がずいぶん多くなったように感じられる。しっかりした治療構造のないところで、肚をすえて受け止めるセラピストもいないままに生じるこれらの現象は、その人自身にとっても、周囲の人々にとっても、けっして実りある成果をもたらさないような気がしてならないのである。

それゆえに私は、前節で述べた理由とはまた別に、ますます「転移／逆転移」という現象をできれば避けて通りたいと感じるようになったのである。しかし「あるタイプの人間の心とは、一度はその泥沼を体験しないことには癒されたり修復されたりしないものかもしれない」と感じざるをえないのも事実である。[8] もしそうだとすると、日常生活とは別の、しっかりした枠のある場を設定し、それについての理解を備えた専門家たちが肚をすえてかかることが前提条件であるといえよう。

私が知っている転移／逆転移の定義は、文字どおり、辞典に載っている範囲のものである。しかし、その平易な定義をめぐって私の内部に生じたさまざまな思いを、できるかぎり文章化してみたつもりである。

次に、心理療法場面でセラピストとしての私が転移／逆転移にどのように対応しているか、検討を加えてみたい。

私自身の臨床体験から

第一節の終わりで述べたようなセラピストとしての態度・姿勢を保持することで、私はある年齢層に達するまで、いわゆる「激しい転移／逆転移の修羅場」とは無縁でいられたようである[7]。

もちろん、心理療法を続けてゆくうえで必要なラポートが形成されるためには、多少なりともクライエントに好感をもってもらえなくてはならないし、こちらもある程度の好感をもてなくては始まらないだろう。「この人となら、なんとか会いつづけられそうだ」と思うこと自体、すでに転移／逆転移がからんでいるといわれれば、無碍にそれを否定することもできないが、あくまでケースバイケースではないだろうか。

私の、ふつうの対人感情と転移／逆転移を区別するこころのセンサーは「どこか不自然ではないか？　非常識ではないか？　過剰ではないか？」といったところで作動するようである。私はいつも、等身大の自分であることを求める気持が強い。クライエントの眼に映っている自分の姿がどうも実際とは懸け離れていることを察知すると「なにかおかしい」と感じ、そこに生じているものを注意深く眺めなければあとで困ったことになると思っている。

ともあれ、外に現われるような激しい転移／逆転移とは縁のなかった私も、ある年齢層に達したころから「姉代理」

的なセラピストから「母代理」的なセラピストへ、自分の意志を超えたところで役どころの変化を体験せざるをえなくなったように思う[8]。たとえば「あなた自身のオアシスを見つけるため、自分の足で立っていっしょに歩いて行きましょう」というメッセージがすんなりと相手に伝わるのは「姉代理」的なセラピストのばあいである。

同じことを「母代理」的セラピストが言えば、たいていのばあい「わたしをこれ以上歩かせようなんて、許せない。おんぶして、抱っこして、肩車もしてくれるのがあたりまえでしょ！」「どうして、わたしの前にオアシスを持ってきてくれないの！」ということになりかねない。現実の母親との関係のなかでこころが満たされてこなかった（これは別段、母親に非があったとはかぎらないが、その人にとってはそうだったとしかいいようのないことであろう）人ほど、「母なるもの」を求めて見果てぬ夢を追わざるをえないのかもしれない。セラピストがその希求に応えられないとき（たいていは応えられるものではないが）クライエントは執拗にセラピストを攻撃したり、あるいは、みずからの病状を悪化させてゆかざるをえない。それに対してセラピストの内部には、自分の非力さへの罪の意識が生じる。そしてまた、クライエントの執拗な希求に対する腹立たしさが生じてくる。少なくとも私はそうであった。

これが「陰性の逆転移」とよばれるものなのであろう。そのような感情をひたすら抑え、平静で温和な態度を保っていたとしても、それが演技であるかぎり、クライエントはけっして安定しないようである。そうかといって、セラピスト側の感情をそのまま率直に出せばうまくゆくのだろうか。「セラピストの言葉や態度に傷ついた。混乱してしまった」などと、事態がさらに錯綜することもなきにしもあらずである。自分が表出してしまった主観的な感情が「人間として自然な、合理的なもの」であったのか、あるいは「自分自身の未処理な内的葛藤の為せるわざ」であったのかを考えはじめると、それこそ幾晩も悪夢に苦しむことにもなりかねない。

この点について河合は、ユングが「無意識の創造性を認める立場から、逆転移にはむしろ治療的意味のある場合がある」ことを指摘した、と述べたうえで次のように語っている[2]。

> 逆転移の治療的意味と言っても、単純に治療者がクライエントに対して感じる感情をそのまま出してゆけばよ

い、というようなものではない。逆転移の意味を指摘しているユングがまず教育分析の必要性を説いていることを忘れてはならない。そこで、逆転移をふたつに区別して、治療を妨害する逆転移と、治療に役立つ逆転移とに分けることは、フロイト派、ユング派とも考えられている。それらは異なった名で呼ばれているが考えは共通で、治療者の神経症的なコンプレックスによるものは妨害的にはたらくし、本来的な感情は有効にはたらくと考える。このような区別は実のところそれほど明確にはできないが、一応の目安として心得ていた方がいいであろう。

私たちは、河合のいう「本来的な感情」を大切に、それをすこしずつ成熟させてゆく努力をするしかないのかもしれない。たとえ自分にとって自然な感情から出た切実な応答であっても、それが未熟で狭量な応答だと、クライエントにとってはつらい体験でしかないときもあるかもしれない。

私は、面接のあとで帰途につくとき、鴨川に沿った道路を歩くことが多い。川の流れ、川岸に咲く花（いまは桜が惜しげもなく咲いている）、群れ飛ぶユリカモメなどを眺めながら歩いていると、自分の面接の場での応答や態度が思い出され、そういうパターンがでてくる自分自身の問題にふっと思いが至ることが珍しくない。

「なぜ、相手に気をつかいすぎて、ずるずると枠を崩してしまったのか……?」

「いつも自分の限界以上に我慢してしまう。そして、我慢しきれなくなったときには、さっさと引き退がるというかたちで攻撃性を出しているんじゃないか。……そういえば、私は昔からそうだった。人間とはあまり変わらないものだなあ。そういう自分に気がついただけでも、よかったかな?」などなど。

面接のなかで揺さぶられた無意識レベルのものが、美しい自然の風景に触れるなかで、私のこころのなかで何かの像を結ぶのだろうか。こんなふうにして私は、ほんのすこしずつ「転移／逆転移」という厄介な現象を、わが仕事の大切な一部として、なんとか受け容れてゆきつつあるのだろうか。

おわりに

私の仕事のなかには、転移／逆転移などということをことさらに考えなくてもそれなりに進行してゆく「心理相談」のケースもたくさんある。かりに転移／逆転移が生じていても、派手な動きにならず静かに進行するケースもたくさんある。

しかしやはり、転移／逆転移という現象を正面からとりあげないことには通れないケースもたしかに存在する。それを担当し、途中で投げ出したりしないためには、まず、きちんとした治療構造を設定し、しっかりした枠をつくっておくことが必要である。クライエントとセラピストの双方を護るためにも、そのことは不可欠であろう。それが曖昧だと、結局、皆がいたずらに消耗することになる。この「枠」は外的な枠であると同時に、セラピストの内側にも存在しなければならないだろう。

ところが、難しいクライエントほどその枠を揺さぶろうとする。そのクライエントの気持がわからないようなこころの肌理の粗いセラピストではそもそもまずいのではないか。しかし、ずるずると枠を破ってしまえば事態は錯綜することが多い。クライエントのやむにやまれぬ気持を察し、それにとても応えられぬ自分の容量の乏しさに謙虚であること、「謙虚であること」と「悪びれないこと（「居直り」ではない）」の両立は、どうすればうまくできるのだろうか……。

そのせめぎあいのなかで、クライエントがなんとか自分の「現実」に耐えられるようになり、その人なりのオアシスを探す手伝いができるならば、私は私自身のオアシスにすこしは近づいたことになるのかもしれない。

（1）Balint, M.（1968）中井久夫訳『治療論からみた退行』（金剛出版、一九七八年）。
（2）河合隼雄『心理療法序説』（岩波書店、一九九二年）。
（3）西園昌久「転移」『精神医学事典』（弘文堂、一九九三年）。
（4）小此木啓吾「逆転移」『精神医学事典』（弘文堂、一九九三年）。
（5）Ornstein, P.H.（1978）伊藤洸監訳『コフート入門』（岩崎学術出版社、一九八七年）。
（6）Samuels, A et al.（1986）山中康裕監訳『ユング心理学辞典』（創元社、一九九三年）。
（7）菅佐和子『思春期女性の心理療法』（創元社、一九八八年）。
（8）菅佐和子「思春期女子の心理療法過程に生じた『退行』の意味」『心理臨床学研究 2－1』（一九九三年）。
（9）Winnicott, D.W.（1965）牛島定信訳『情緒発達の精神分析理論』（岩崎学術出版社、一九七七年）。

第三章

すべてが転移／逆転移……ではないとしても

松木 邦裕

本章はおもにクライン派の立場から転移／逆転移の問題を明快に論じている。読書だけでは体得できない微妙なアヤが、著者の経験を踏まえて書かれているところに魅力がある。逆転移感情は分析の場で自然に生じてくる。それを、分析家の病理によるものか、健康なものか、あるいは被分析者の投影／排出なのか、それを見分けることが重要な仕事になる。本章では、分析家の経験もさることながら、やはり理論的枠組がそういうばあい大きくものをいうことが示されている。多分に無意識的なプロセスであるだけに、それをどのように意識化するかが難しいのである。下手をすると特殊な才に恵まれた人の直観的な名人芸として片づけられるおそれがある。それが技法として客観的に伝達可能なものになるためには、経験的裏づけが必要であるにはしろ、一種の融合体験を突き放して見ている目が必要である。そういうプロセスを本章はかなり具体的に感じさせてくれるのではないか、と思う。

ことの始まり

かつて私が精神分析に関心を抱き、フロイトの著作を読んでいたころのことである。これまで他では出会うことのなかった新鮮で目を開かされた精神分析からの多くの見解に、私はこころから共感でき理解できるところが多かったにもかかわらず、どうしてもわからないひとつの壁があった。それは、私にはとらえがたいある概念にしばしば出会うことだった。それが「転移」だった。しかも、この転移こそが精神分析を理解するためには不可欠の概念であるとのことが、フロイトの文章のはしばしから読み取れた。しかし、読み進めても、私にはわからないままだった。理解しあぐねた私がやがて行き着いた結論はひとつだった。すなわち「この転移という概念は、本を読むだけではわからない。精神分析を体験しないとわからないもののようである」とのことだった。

私が精神分析を知的趣味とせずに、みずからの生きかたに組み入れようと決心した理由のひとつが、このとらえがたい転移の探究にある。こうした結論と決心にいたるのに三年を要した。そして、それからの私の精神分析をめぐる関心と体験は、この転移への関心を抜きにはありえなかった。

私が医師として働きはじめて五年目のころだった。ある上級治療者のスーパーヴィジョンを毎週受けながら、二十歳の青年男子Aに週一回の対面法による精神分析的心理療法を行なっていた。この青年は、レベルの高い高校を卒業した後、母親の願いを受け入れ、進学を断念して一般事務職として働いていた。母親は、日雇い労働をして男の子三人を育ててきた苦労人のようだった。一方父親は、弁護士を目指した司法試験浪人と自称する、実際には遊び人のようだった。この青年Aが精神科を受診してきたのは「自分がインポテンツになってしまうのではないか」という強い恐怖からだった。彼はインポテンツを恐れて、そうではないとの確認を得るためにマスターベーションをする。マスターベーションをすると勃起力が落ちるので、インポテンツ恐怖が高まる。それを打ち消すためにまたマスターベーションをする。そうすると勃起力が落ちて……と、悪循環のただなかにあった。彼はじつに頼りなげだった。

私との治療では、Aは次第に安心し、私に頼ってくるようになった。面接を重ねるうちに、いつのまにかインポテンツ恐怖はなくなっていた。そして彼は「仕事をやめて勉強をしたい。税理士を目指したい」と真剣に訴えるようになった。いまや私との話題は、彼が仕事をやめて勉強に打ち込むことを私が許可するかどうか、という彼にとって現実での差し迫った判断をめぐるやりとりになっていたのである。いわゆる転移神経症が治療関係に表出されていた。インポテンツ恐怖という神経症症状は、彼が仕事をやめて勉強することを私が許すか、というかたちにすっかり変容していたのである。まさに、彼に勉学を断念し働くことを求めた（彼の主観にとっては）厳しい母親とのあいだの体験が、私とのあいだに転移されていたのだった。この事態は、スーパーヴァイザーにはまったく明らかだったにちがいないが、私には「治療として扱いかねることが起こっている」という困惑の体験だった。ただまちがいなく、そもそもの症状インポテンツ恐怖は消えていた（いわゆる転移性治癒である）。

よく覚えていないが、私はなんらかのかたちで、仕事をやめる許可をAに与え、彼はそれで安心し「もう治療は必要なくなった」と治療を終えたのだった（いわゆる現実への逃避である）。事態が私のなかで充分に理解されるには、その後の時間が必要だったが、振り返ってみても、私が転移をまさしく濃厚に体験したのは、この一連のセッションだった。

じつは私は、この治療経過を日本精神分析学会で発表した[5]。そのときの論点は「青年期患者の治療では、転移を扱うより現実的な適応を大切にすべきである」としていた。まことに赤面も極まれりである。私は、体験としての転移をわかっていなかったし、逆転移には目を向けることもなかった。

精神分析治療、あるいは精神分析的心理療法を進めていくときに、転移／逆転移を考慮しておくことは、その治療の本質にかかわることである。その治療関係での転移状況そして逆転移心性についての理解を抜きにしては、精神分析治療は成り立たないと私は思う。

転移体験の積み重なり

それから二、三年して、私は十代のある青年Bをやはり対面法での週一回の精神分析的心理療法で治療する機会を得た。このケースは、スーパーヴィジョンを受けないままに治療した。彼は「吐き気のために登校できない」という不登校が主訴だったが、嘔気や嘔吐、眼瞼痙攣などの転換症状が問題だった。Bはいつでも私を理想化しようとした。私は、能力も地位も高く、すばらしい卓越した治療者の役を求められていると感じていた。期待に応えられない私に失望すると、彼は、症状が悪くなるか、他の治療者のもとへと走った（転移からの行動化である）。

私は「Bが愛着を抱いている理想的な人物像を転移されている」と感じた。私は転移はわかったが、どう取り扱ったらよいのかがいまひとつわからなかった。習い覚えた、いわゆる明確化や直面化という技法を活用してみたのだが、彼の内省や洞察にはほとんどつながらなかった。そこで、ただただ彼からの転移的プレッシャーにもちこたえることを私は続けた。その結果、彼は三回ほど私との治療をしばらくのあいだ中断し、他の治療者のもとへ走ったが、結局、理解ある人物と私を理想化しないで受け止めることができるようになって、治療を終えた。Bはその後、大学を出て、福祉関係の公務についている。

このころにはカウチを使って治療していたケースもあり、その取り扱いはともかく、治療関係での転移の重要性は実感できるようになっていた。

しかし逆転移についてはまだ、あとで述べるような古典的なとらえかた、「逆転移感情は消されておくべき治療者の病理の産物である」とのとらえかたのなかで身動きがとれなかった。自分のなかの感情を抑え込むべきだと一義的に受け止めていた。このクライエントBには、人なつっこく、私たちの愛情をかきたてるところと、人を辟易させ嫌悪を感じさせるところの両方が、けっこう強烈にあった。当時の私は、みずからの消化能力を顧みることなく、どちらも自分のなかに呑み込むようひたすら努めていたと思う。ただ、そうするだけのやりかたへの疑問が、私のこころのなかに浮かびはじめてはいたのだが。

なによりもその当時は、私自身の感情や思考のどこまでが本来の自分のもので、どこからが治療関係で引き出された、自分にとって異質なものかを区別する線が見えなかった。この線をつかむには、後の二回の個人分析をまたねばならなかった。

逆転移の体験

そのころ、私にとって忘れ難い臨床経験があった。

ひとつは、個人心理療法とは直接には関係していない。

当時、私には精神科病棟で当直する仕事があった。そしてある時期、いわゆるボーダーラインの若い女性が入院での精神分析的心理療法を受けていた。

私が当直したある朝のかなり早い時間に、この女性が病棟全体に響きわたる大声をあげてナースにクレームをつけていた。私は彼女に静かにするよう注意して、当直日誌に「M氏が早朝からギャーギャーとわめいていたので『他の患者さんが迷惑する』と注意した」と書いた。ところがその日、その科の部長から私は注意を受けた。「ギャーギャー」という文章表現が患者を思いやっていないとのことだった。私は、私への注意の意図はたしかにわかったのだが、そうかな？という思いが残った。愛情で覆ってしまうことが、思いやりなのだろうか？　若い女性がギャーギャーとわめいていたのは、事実だった。その事実を消すことが思いやりではあるまい。それは抑圧である。その事実をふまえて、なぜ彼女がそうしていたのかを理解して、そのときの彼女の苦い思いを汲み取ることが、思いやりではなかろうか。私のこころのなかで、この疑問は尾を引いた。（なお、この出来事の修正ヴァージョンは、フェニヘル著『精神分析技法の基本問題』の訳者あとがきに安岡が記載している。[1]）

もうひとつの体験はもっと深刻だった。

私は、自殺企図を繰り返す摂食障害の女性患者Cを入院や外来で治療していた。この患者は希死念慮が強く、たとえば自宅でガス自殺を企てたり、入院治療では点滴中に注射針を抜き取ってその翼状針を呑み込んだりした。波瀾に充ちた三年以上の治療関係が続いたと思うが、その終わりごろの外来での面接で、Cは私に「この面接は自分には微塵も役に立たない。あらゆる意味でまったくの無駄である」と執拗に語りつづけた。過食と嘔吐で痩せた身体から淡々と、しかし繰り返し出てくるこの発言に、私はすっかり圧倒されてしまった。私はまったく無能な治療者だった。毎回セッションの終わりには、どこか蔑んだような勝利の表情で帰って行く彼女とは対照的に、私は無力で空しくて、どうしたらいいのかわからない、まったく最低の気持を抱え込むことになった。「なんと駄目な治療者だろう」と私は苦しんだ。セッションのたびに、この体験は絶望的に繰り返される。私のなかには黒々とした無力感と空しさがどうしようもなく一杯たまったままだった。私は自分に絶望した。……やがて彼女は来なくなった。

ちなみにこの女性Cはその後、治療を受けないまま社会に復帰した。ある大学・大学院を卒業し、やはり福祉関係の仕事についている。

逆転移の新しい理解

これらの逆転移感情の問題をこころに抱いたまま、精神分析をさらに学ぼうと私は渡英したのだが、そこで出会った逆転移についての理解は、私の逆転移性の苦しみに納得のいく理解を与えてくれた。それはハイマンに始まった[4]、現在では英国精神分析圏ではほぼ共有されている逆転移の定義である。ここにそれを示してみよう。

逆転移とは、分析的な治療関係において治療者のこころに湧き上がってくる感情や思考すべてを指している。しかし、この感情には、治療者の無意識の病的な転移から生じてきている逆転移（病的な逆転移）とクライエントからのコミュニケーションに連動している逆転移とがある。すなわち、後者のひとつは、治療者の健康で正常な反応として生じてきている感情（正常な逆転移）[9]であり、もうひとつは、クライエントから治療者に投影／排出されてきたことで治療者が味わっている感情である。

かつては狭義に、前者、すなわち治療者の無意識の転移のみが逆転移と定義されていた。

興味深いことにこの定義では、治療者に湧いてくる感情すべてが逆転移であることが肯定されている。ただしそれは、そのすべてが治療者の無意識の転移なのではなく、治療者の意識的無意識的な共感のもとにある親的な感情や償いの感情という正常なあるいは健康な情緒反応もあるし、さらには、「逆転移はクライエントのパーソナリティの一部である」とハイマンが述べたように、クライエントの感情や思考そのものであることもある。その識別こそが重要なのである。治療関係で自分のなかに湧き上がってくる感情や思考を消してしまおうとする必要は、やはりなかったのである。

前述した摂食障害患者Cの治療で私が味わいつづけていた空しさや絶望感は、まさに彼女自身の感情が私のなかに投影され排出されていたものとして理解できることだったのである。無力な自分に、さらに重ねて罪業感を抱く必要はなかったのである。（ちなみに、英国からの帰国後一九八八年に日本精神分析学会で私が発表した論文は「逆転移について」と題した小論であったが[6]、発表直後に矢のような質問を浴びることになった。そしてその後、学会奨励賞を与えられた。）

逆転移から転移へ

では、なにゆえに逆転移の定義はこのように変化したのであろうか。

そこにはまず、治療関係モデルの変化がある。治療関係が、治療者がクライエントの病理性を一方的に査定しそこに介入してゆくという外科治療的な関係ではなく、治療者とクライエントの双方からのコミュニケーションが行き来する相互交流性の関係として理解されはじめたことがある。

そしてもうひとつには、転移についての理解が時代の流れのなかで変わってきたことが如実に反映している。

かつて転移は、過去のある人物への感情（たとえば幼児期の父親とか母親への愛情や憎しみ）が治療関係において再出現してきたものと理解されていた（たとえば『精神分析入門』では、転移は「感情転移」とあえて訳されている[3]）。ゆえに、その、いわば場違いに出現しているものとしての転移感情に、治療者がなんらかの感情を抱いて対応すること自体が問題であるとされたのである。つまり、クライエントは治療者をかつてのある人物と誤認して腹立ちや愛情といった転移感情を向けているのだから、ほんとうは自分に向けられているのではない感情に治療者がなんらかの感情反応することは、その反応している感情そのものが治療者の病的な逆転移である、ということである。

その結果、望ましい分析家とは、クライエントが表出してくる情緒に反応しない、冷静沈着で感情をほとんど表わさない人物であるかのように受け止められることになった。治療者は、クライエントの表出してきたものを照らし返す鏡にたとえられた。ここで注目していただきたいのは、鏡は二次元世界であるということである。治療者が鏡であるなら、そのこころは、深み、奥行をもたないと想像される。

この治療者の態度は逆転移感情を消そうとするものであるが、その態度は、治療者の感情が病的ないわゆる狭義の逆転移なのか、クライエントの投影物なのか、あるいは治療者自身の健康な情緒なのか、それらを識別することから引きこもったものにすぎないということが今日では理解されている。

すでに述べたように、その後の分析治療の歴史は、治療者の感情反応すべてが病的なものではないことを明らかにしてきた。そして、クライエントと触れあっている以上、必然的になにがしかの感情が治療者のなかに湧き上がるし、それが病的な逆転移かどうかは、それをじっくり吟味してゆくことではじめて為し遂げられる。逆転移は、クライエントの感情や思考への治療者の対応物もしくはコンテイナーとして位置づけられることになった。またここには、クライエントのこころと同様に治療者のこころが深み・奥行のある三次元空間的な性質をもっていることが含まれる。

すべてが転移？

さて、それでは、クライエントが治療者とのあいだに持ち出してくるものは、現実的な感情や思考なのか？　それとも転移的な感情や思考なのだろうか？　まさにこれこそが、逆転移を治療者が理解していくばあいと同様、実際に展開されている精神分析過程が時間の経過とともに明らかにしていくところなのである。そして、逆転移のばあいと同じように、「すべてが転移である」ことが考慮されるところから精神分析治療は始まり、進んでゆくのである。

しかしながら、こうした転移の理解の重要性に平行して、転移だけにこだわりすぎることはまったく望ましくない、とたびたび戒められてきている。つまり「治療関係でのクライエントの対応すべてが転移なのではない」ということである。

たしかにこの見解は正しい。治療関係のなかには、転移関係に基づいているのではない、現実的な関係や現実的なコミュニケーションが確実にある。だが、私たちが間違えてはならないことは、精神分析的治療のなかでの現実的なコミュニケーションを意図的に増大させていくことが、現実的な関係を保ち、その結果として転移関係の輪郭を顕わにしてくれるのではないということである。そうではなく、転移関係を充分に把握でき、その輪郭をつかめて、そこではじめて現実的な関係は浮かび上がってくるのである。

ゆえに私たちは、もちろん、転移を見る視点だけに限定されず、現実関係を見ていく視点も併せもつ複眼視をしてゆくのではあるけれども、私たちが精神分析治療を進めていく以上、「すべてが転移である」という視点を絶やすことなく、いま展開している治療を味わってゆく必要があると私は思う。これが私の主張である。

ここで、たとえ話を使ってみよう。私たちがガン細胞といった異常細胞を顕微鏡で検診するとき、正常細胞をより多く見つけることでは、その目的は達成されない。異常細胞を探す作業によってのみ、目的は達成される。その異常細胞が見つからないとき、もしくは異常細胞の部分が同定されたときに、おのずと正常細胞は同定される。さらには、この区別が同定されがたい細胞は、異常細胞である可能性を追求されつづけるのである（この比喩をとおして私は、転移を「異常」としているのではない。転移は、異常というより「異質」である）。

ここで私の転移の定義を述べておきたい。

転移とは、分析的な治療関係において、過去に起こった実際の体験そのままの反復・再現ではなく、それを体験していたその人物（子ども）の意識的無意識的空想と織り混ざりながら構築された対象群や自己（複数）から成っている内的世界全体の様相が、外界（すなわち治療関係）に表わし出されることである。つまり、内的体験での不安や情緒にかぎらず、思考・心的機制・対象関係といったあらゆるコンステレーションが、多くのばあいはストーリー性をもって治療者とのあいだに表出され、再演されることである。

転移——臨床ビネット①

定義として述べてみると、なんだか難しいことのようになってしまった。そこで臨床素材を使って論点を描き出してみよう。ここではまず、ごく初期のセッションにもいかに転移が再演されているかを示してみたい。

現在、私との心理治療の四年目にある既婚の中年女性Dの治療の始まりのことである。彼女は精神分析的な治療をということで紹介されて、私のところに初めてやってきた。

私はDの訴えや生活史を聞いたうえで「分析的な治療を受けることはあなたには意義があると私も思う」と伝えた。そしてその後に、もうしばらくしないと彼女との治療に時間がとれるかどうかわからないこと、時間がとれないばあいは他の治療者を紹介しようと思うことを伝えた。この話に対して彼女は急に表情を硬くした。「先生が治療できないなら、分析治療はなくていいです。他の治療者を紹介してもらう必要はありません」と咎める口調で言い放った。

Dの怒りの意外な激しさに私は内心驚いたが、この態度を現実的なものとして納得できるところもあった。というのは、彼女がこれまで心理治療を受けていた治療者がいささか一方的な理由で治療を終えたばかりだったし、そこから紹介された次の治療者も彼女を引き受けず私に廻した、といういきさつがあったのである。それで彼女は、私とのあいだでも「放り出される」という心的外傷体験の繰り返しになることにひどく用心深くなっているのだろう、と理解できたからである。

しかしながら、治療過程で明らかになったのは、もっと深い内的な体験がそこに含まれ再演されていたということだった。Dは幼児期に原因不明の病気を患って苦しんでいたのだが、母親はそれに対して拒絶的で「病気であること自体が、自分を苦しめている」と彼女を非難していた。その結果として彼女は罪業感すなわち「わたしは母親を苦しめる悪い人間だ」と感じ、その感情に苦しんでいたのだった。こうして彼女は、かまわれないことを、自分が悪い人間であることの証として体験するようになったし、その防衛として、自分だけで事をする、むしろ人を世話するといったようにふるまうようになっていた。

だから私が「治療できないかもしれない」と伝えたことは、Dに、幼児期の母親との拒絶と罪業感の体験を甦らせ、その折に構築された「わたしは自分でやるから人の世話なんか必要ない」という防衛的態度を私に向けてこさせたと考えられる。

もうひとつ例をあげてみよう。これも週三日の分析を始めたある女性Eとの最初のセッションからのものである。

Eは「わたしは親に理解してもらえない」と語っていった。そしてそのあとに「そのころ、一家が身を寄せていた親戚の家の窓を妊娠中の母親が磨いていた」という幼いころの一場面を想起し、母親へのかわいそうな気持を語った。それから、私に向かって「今日は疲れているのではないですか。セッションが始まるときに先生を見たときにそう思った」といささか不安げに語った。それを受けて私は、幼いときの母親のように疲れている私に自分への理解を求めることは遠慮すべきだ、と彼女が感じていること、を解釈した。すこし戸惑ったようだが、私の解釈を聞いたあとに彼女は、父親の怖さ、さらには男性上司の怖さを語っていった。

この状況は、ひとつには、現実に私が疲れていることをEが的確に見抜いて、それで私に配慮した、とみることができる。もうひとつには、自分が母親への不快さと恋しさというアンビヴァレントな気持を語ったことに対して、その意味を引き出して解釈する私が父親のように怒っている、と彼女が父親転移的に私を体験している、ともみることができる。

しかしながら分析過程が明らかにしたのは、幼いときの母親がEの気持を汲み取ることをせず、母親自身の考えを押しつけてきて、そのため彼女は理解してもらえなかったこと、しかし、このセッションではそれをそのままには表現できず、私に配慮するような態度を示したり、その母親転移対象としての私からそらして、父親に怖さを向け変えていたということだった。

これらの例でみられるように、治療の始まりにも、クライエントの内的世界すなわち内的な対象関係や不安・情緒・心的機制は、治療セッティングのなかで治療者とのあいだに全体として再演されているのである。

転　移——臨床ビネット②

ここでは、現実の事柄での問題と思われることの転移的な側面の理解、そして解釈の大切さとその転移が生きているさまを、よりダイナミックに描き出してみたい。

素材は、さきほど提示した、幼児期に原因不明の病気を患った女性Dからのもので、週一回で自由連想法による治療がまる二年経ったころのセッションである。

これから提示するセッションに先立ったセッションで、私は間違えて彼女に二週間分の薬物を処方してしまっていた。そのため彼女は「この日のセッションはないのか？」と病院外来に電話を入れて、このセッションの有無を確認していたのだった。

彼女が時間どおりにやってきて、このセッションが始まった。その冒頭で私は、前回二週間分処方してしまっていたため彼女を戸惑わせたことを詫びた。それに対して彼女は「先生が一週間この面接を空けたいのかと思いました」と、いつものやや挑むような口ぶりで応えた。そこで私は「わたしがあなたに会うのを嫌がっている、とあなたは考えられたんでしょうね」と解釈した。それに応じて彼女は「先生はそう言うだろうと思いました」と語り、さらに続けて「前回のセッションのなかで『わたしを好きになるように』と（私が彼女に）言った」という主旨の内容を語っていった。このときの彼女の話ぶりには「この事実には疑問を差し挟む余地はない」といった勢いがあった。

しかし私は、そうしたことは言っていなかった。前回のセッションで私は、彼女がまえに語った「ときに先生が恋人のような存在にもみえる」との発言をとりあげ、彼女のなかの愛情欲動を示したのだった。ただ、もちろんこのセッションの流れでは、私はその事実には言い及ばず、彼女の語るところをさらにそのまま聞いていった。彼女は語りつづけたが、それはどうやら、私が母親や夫のように、彼女に好意を無理強いしていて、それを悪用している、彼女ばかりに求めている、と彼女が私を責めていることのようだった。そして私も母親や夫と同様に、責められてもそれもわかろうとせず彼女に世話をさせようとする人物なのだった。

ここでようやく、私は次のような系統的な解釈をした。

彼女は私に好意を感じているのだが、そうした彼女のなかの人に向かう愛情は、彼女には受け入れがたいものであり、私のほうが彼女に世話することを求めていると彼女は感じているようである。それは、幼いころから母親に対して、そしてその後には夫に対して好意を感じていないながらも、そうした感情の入っていない関係、彼女が世話だけをしている関係をつくってきた体験の繰り返しと思える。それは、彼女が好意を抱いて近づいてゆくことが相手を苦しめる悪いことであるかのような、幼児期の病気のなかで体験した母親とのあいだの罪業感に耐えかねて、その罪業感を和らげることを優先してしまうからであろう。と、こういった解釈である。

この解釈にじっと耳を傾けていた彼女は、身体を向け直してベッドから私を見ながら「わたしを嫌いですか？」と思い詰めたような口ぶりで尋ねてきた。これまでの彼女には一度もなかった、情緒の切迫した発言だった。この切迫した返事に続いたやりとりのなかで、彼女は「『相手が嫌がっているのではないか』とおびえるときに自分がこうした問いかけをするのだということは、治療者ならあらかじめ知っておくべきであるし、そもそも、そうしたことへの配慮をしておくべきである」との憤りがあることを明らかにした。そして「自分はそうした配慮をまわりの人たちにいつもしています」と彼女は付け加えた。

そこで私は「そうですね……。ただ、ついさきほどあなたは、あなたにとってもっと重要なこと、つまり『愛情を向ける自分が嫌われている』とのたいへんな恐怖を、わたしに率直にはっきりと伝えてきたと思います」と語りかけた。

彼女は真顔で私の解釈を聞いていた。それから、涙をいっぱい目に浮かべながら、幼いころ「母親から嫌われる」あるいは「嫌われている」との恐れを抱きつづけていたことを改めて想起したのだった。

そこで私は「嫌われることへの防衛としての彼女の世話、相手に嫌わせないようにするやりかた」を解釈した。彼女はその解釈は穏やかに聞き入れ、そのセッションを終わった。

このセッションを振り返ってみると、事態は、はじめには、偶発した私の処方の間違い[註]という現実での出来事が、彼女にとってのテーマのようだった。ゆえにその出来事に基づいた現実的なコミュニケーションが続きそうだった。しかしながら、私の解釈が、私たちの関係の深みを見ていくための水先案内人の役割を担ってゆくなかで、この出来事をめぐり「母親に愛情を向けても嫌われる」という彼女の恐れの体験が私とのあいだに転移されている、ということがはっきりと浮かび上がってきた。

しかしながら、それだけではなかった。私は「自分の落ち度を認めず、彼女に要求がましく世話だけをさせる母親や夫」としてセッションのなかに存在していたし、彼女のその投影同一化から身をはずして系統的な解釈をする私の態度が、彼女に向けて母親がしたように、私が彼女を嫌って「自分の問題だ」と彼女の罪業感をまさに押し戻している行為そのもののように体験されていたのである。転移は、言葉で表わされているだけではなく、彼女と私とのあいだにそのまま生きて再演されていた。

転移とは、治療者に向けて表出される感情だけではない。転移は分析セッティングのなかのあらゆる事柄（たとえば言葉・物・ふるまい・空気）をとおして治療者にからみついてくる。そして、その精神分析的治療が意義をもつようになるためには（すなわち、転移がセッションのなかで現実味を帯びて生きているためには）治療者は転移にからめとられねばならない。[8]そうすることで、クライエントとともに私たちは、転移されているクライエントの内的世界を生きることができるからである。そのうえではじめて、転移をそれとして理解していることが、後の解釈に生かされてくる。

ここで私たちにとって大切なことのひとつは、すべてが転移である可能性をたやすく放棄してしまわないことである。そのためにも、現実的なコミュニケーションと見立てたうえでの理解を不用意に持ち込んで転移に裂け目をつくるようなことをしてはならない。「巧みな呪文で冥界から霊を呼び出しておきながら、ひとつの問いもせずに冥界に追い返してしまおうとするようなものである」とのフロイトの言葉[2]が、ここに思い出される。ちなみに私は、退行という概念でさえも、それがあまりにも、そのクライエント一人だけの現実現象のようにとらえられてしまうと、転移の理解・治療の深まりを妨げると指摘したことがある。[7]

すべてが転移ではないにしても、私たちの面接室のなかに転移のかけらが漂い私たちにからみつこうとしていることは、こころに留めておいてよいだろう。

おわりに、あるいは粗末な結論

この小論で私が述べたいことをまとめてみよう。

——すべてが転移でもなく、また逆転移でもないとしても、すべてが転移であり逆転移である可能性を考えることが、精神分析治療である。

〔註〕処方の間違いという私の逆転移からの行動化の性質については、ここで描いているセッションが始まるまえに、わたしのなかで、とくに治療者の病的転移という側面に注目して、彼女との治療関係にもつ意義が検討された。その結果をふまえて、このやりとりがなされている。

（1）Fenichel, O.（1941）安岡誉訳『精神分析技法の基本問題』（金剛出版、一九八八年）。
（2）Freud, S.（1916）小此木啓吾訳「転移性恋愛について」『フロイト著作集 9』（人文書院、一九八三年）。
（3）Freud, S.（1916）懸田克躬・高橋義孝訳「精神分析入門」『フロイト著作集 1』（人文書院、一九七一年）。

（4）Heimann, P. On Counter-Transference. *Int. J. Psycho-Anal.,31.*, 1950.

（5）松木邦裕「青年期恐怖症の精神力動と治療技法についての一考察——あるインポテンツ恐怖青年の治療過程から」『精神分析研究 27－3』（一九八三年）。

（6）松木邦裕「逆転移について」『精神分析研究 33－3』（一九八九年）。

（7）松木邦裕「退行について——その批判的討論」『精神分析研究 38－1』（一九九四年）。

（8）松木邦裕「臨床報告——転移にからめとられること」『ウィニコットの遊びとその概念』（牛島定信・北山修編、岩崎学術出版社、一九九五年）。

（9）Money-Kyrle, R. Normal counter-transference and some of its deviations. *Int. J. Psycho-Anal.,37.*, 1956.

第四章

転移／逆転移の取り扱いかた

――人は何によって癒されるのか？

李　敏子

本章は、ふだん転移／逆転移ということでみずからの臨床を考えることの少ない、中堅の心理臨床家の執筆によるものである。自分自身の体験を精神分析の枠組からみればこうもいえるのか、という内容である。結局、転移／逆転移の問題は定義に左右されるということかもしれない。しかし、起こっていることが同じで説明の言葉が違う、ともいいきれない。心理治療とは、多かれ少なかれなんらかの融合体験を踏まえており、その際、カウンセラーとクライエントとの距離のとりかたによって、現われてくるもの（目に見えてくるもの）がまったく違うことがありうるからである。距離が失われるとカウンセリングそのものの方向性が見失われ、距離がありすぎるとわざわざ転移／逆転移という言葉で説明しなければならぬほどの現象が現われてこない。また「そうした現象が現われなければ心理治療とはいえない」といいきることもできない。そのあたりの微妙なアヤが、一人の心理臨床家のナマの体験をとおして語られているところに、本章ならではの意味があると思われる。

はじめに

ひとくちに心理療法といっても、治療者の依って立つ理論的枠組によって、「治癒」像も異なるし、そこにいたる方法も異なる。学会などで、異なる立場の治療者どうしがたがいに相手の立場を認めずに自分の考えを押しつけ、不毛と思えるような感情的批判をくりひろげるのを見かけるのは、そのためである。こういう治療者ならクライエントに対しても、自分の考えを押しつけ自分のペースに引き込んでいくのだろうと推測してしまうのは、うがちすぎだろうか。しかし、どの治療者も自分に合った方法を選び、その方法がクライエントの治療プロセスに影響を及ぼすのは避けがたいことである。

いわゆる深い（「自己実現」を目指す）治療を好む治療者にとっては、行動面や比較的こころの浅いレベルにはたらきかける（「社会適応」を目指す）治療は心情的に許せないもののようで、「これは、ほんとうの治癒ではない」とか「相手が治療者に合わせてくれた」などの非難がなされることになる。そこで次のような疑問が生じる。第一に、ほんとうの治癒とは何かということであり、第二に、治療者に合わせていないクライエントなどいるのかということである。

ほんとうの治癒のイメージは上述したように学派や立場によって異なるから、それぞれが「ほんとうの治癒」像を押しつけて非難しあうことに、建設的な意義は認められない。ここで問題なのは、自分の信奉する立場を絶対視し、さまざまな立場のなかでの位置づけや相対化がなされていないことである。クライエントがある程度生きるのが楽になって満足して終結しているのに、「表面的には適応しているが、まだ、やり残したことがいっぱいある」などと批判するのは、治療者の幼児的万能感のあらわれと思われる。人生の問題のなにもかもを、一人の治療者が一度の治療でやってしまえるとでもいうのだろうか。さまざまな問題を抱えながらも、なんとか生きているのがふつうの人間であろう。かりに、ほんとうの治癒というようなものがあるとして、治療者自身、その「ほんとうの治癒」にいたっているのだろうか（答えは否であろう）。あれもこれも徹底的に片づけねば気がすまないというのは、治療者の陥りやすい自我肥大であると思われる。こういう治療者なら、治療のプロセスが治療者の好む劇的な展開をとらなかったり、無意識的内容が豊かに表現されないばあい、退屈したり、クライエントへの不満や怒りがこみあげてくるかもしれない。このような治療者の自己中心性による欲求不満から生じる感情を、逆転移とよべるのだろうか。

次に「治療者に合わせていないクライエントなどいるのか」という問題について考えてみたい。同じクライエントでも、どのような立場の治療者と出会うかによって、また同じ学派のなかでもどの治療者と出会うかによって、異なった治療のプロセスが生じることは、誰もが認めるだろう。また逆に、一人の治療者のいくつかのケースを聞くと、どのケースにもその治療者の能力と個性が反映されていることがわかる。このことは、治療者がクライエントに合わせるのと同程度かそれ以上に、クライエントが治療者に合わせて治療を進めてくれていることを示している。心理療法が治療者とクライエントの共同作業であることを思うとき、治療が両者にとって適合的な点でバランスをとって進んでいくことは否定できないだろう。いつも深い治療をする治療者が「自分に会ったから、こんな展開になったが、他の治療者に会っていたら、ここまでクライエントにとって苦しい道を歩ませることにならなかっただろう。自分に会ったために、ここまで大きい犠牲を払わせたことを、申し訳なく思う」と言うのを、ときどき聞く。また、治療者によって、そこに集まるクライエントの病態水準の範囲がだいたい決まってくるともいわれる。このことも、クライエントが治療者の能力に合わせ「この治療者ならここまでやっても大丈夫」と判断していることを示している。

クライエントは、一見して治療者の能力をだいたい見抜き、その後、弱点やコンプレックスも見抜き、治療者のコンテインできる範囲内で、治療という共同作業にコミットしてくれる。クライエントのこのような能力を過小評価することはできない。これは、クライエントの健康さのあらわれでもある。そして治療者がクライエントの病理をコンテインしきれないときには、行動化などによってそのことを伝えようとする。それでもダメなときは「この治療者には無理だ」と見限って、治療を中断して去って行く。

治療がうまくいかず、クライエントが厄介な行動化を起こすばあい、治療者自身の対応に失敗がなかったかどうかと考えるよりも、クライエントに「人格障害」という診断名を下し、すべてクライエントの病理のせいであり、治療者には責任がないと割り切ってしまうのも、治療者の陥りやすい状態である。そうすることで、治療努力を放棄する自分を正当化できる。治療者は自分の無力さに打ちのめされ、自分を傷つけるクライエントに怒りをおぼえ、治療を成功させて治療者の自己愛を満足させてくれないクライエントに失望と憤りを感じながらも、職業的倫理感からそのような感情を抑圧する。このような葛藤状態にある治療者にとって、人格障害という診断名を使ってクライエントを切り捨てることほど便利な解決法はない。このような事態も、治療者の逆転移とよべるのだろうか。

逆転移という言葉は曖昧なままに使われることが多いが、フォーダムが「逆転移幻想」と「同調的逆転移」を区別し[1]、ラッカーが「逆転移神経症」と「逆転移そのもの」（これには融和型逆転移と補足型逆転移がある）を区別したように[11]、厳密な定義づけが必要と思われる。治療過程における逆転移として「治療者が激しい神経症症状や身体症状に悩まされた」という報告がときどきなされる。そのような反応がどのように治療に生かされ、どのような結果を導いたのかが重要であるのに、あたかもそのような症状を呈していることが深い治療の証明であるかのように自慢げに語られたり、治療者が苦しんだことが「美談」のように語られるのをみると、ここにも治療者のはまりやすい陥穽があるように感じられる。

そもそも心理療法を志すような人には、自分自身が病んでいるという自覚があり、他者を癒すことが自己治療につながっているばあいが多いと思われる。事例報告で、治療者が感動のあまり涙を流す場面をしばしば見かけるが、このことは治療者自身が癒されていることを示しているだろう。私も、たとえば自閉症の子どもが癒されていくことに大きな喜びを感じるが、それは自分自身のなかにある「自閉症」的な部分が癒されるからであろうと思う。サールズが「患者には治療者を治療しようとする欲動がある」と述べているが、このような側面を看過することはできないし、それを自覚することが治療者を謙虚にしてくれる。そうすれば、心理療法家であることをあたかも他の仕事とは違う「特別な仕事」であるかのように述べたり、心理療法家になったことを「運命論的」に語るような、しばしば見かける論調をずいぶん防げることだろう。

クライエントの能力

サミュエルズによれば、「分析家がどの程度の力量の持ち主か、彼が何を与えることができるか、何らかの陰性転移が避けられないとすれば、彼の弱さはどういうものであろうか」ということを、患者は分析の初めの段階ですでに吟味しているという[12]。

治療者の弱点を見抜くクライエントの能力について、ユングは次のように述べている[4]。

アナリストが自分の無意識と客観的に接触し続けていないと、患者がアナリストの無意識に落ちこまないという保証はありません。アナリストの弱い点や、傷つきやすいところを、悪魔的な巧妙さをもって見つけ出す患者さんを恐らくご存じのことと思います。患者はアナリストのそういったところに、自分自身の無意識を投影させようとします。……いつもアナリストの弱いところを捜し出すのです。アナリストの中に入り込むとしたら、いつの場合もまさしく無防備なところから侵入するのです。そこはアナリスト自身気づいていない無意識の場所であって、患者と全く同じ投影をしがちなところです。そこで関与の状態が生じるのです。あるいはもっと厳密に言えば、相互的無意識を通して個人的な混交の状態が生じるのです。

教育分析を受けた経験のある人なら、いかに被分析者が分析家に合わせ、気をつかい、分析家の苦手そうな話題を避け、弱点やコンプレックスに触れないように配慮するかを知っているだろう。外国でも、訓練生は資格をとるために教育分析家に対してさまざまな配慮（打算？）をはたらかせるだろうが、日本のように教育分析家が同じ学会に属する大学教師であることが多いと、社会的しがらみから余計な気までつかってしまう。教育分析は、純粋な「治療」関係に近づくほど、それを実際に体験することが「教育」的なのであり、雑多な心理的要因がからむと、非「治療」的になり、したがって非「教育」的になる。すると結果的に、教育分析を受けても分析家が育ちにくくなると思われる。

自宅開業の分析家に対してなら、被分析者はしばしば、分析家の家庭内の状況まで察知してしまう。患者の無意識内容が分析家の家族に伝わった例をユングはあげているが、[5]そのようなことが生じるのなら、分析家の家族の無意識内容が被分析者に伝わることも充分に考えられることである。分析家はこのことにとくに自覚的でなければならない。さもなければ、家庭内の問題に被分析者を巻き込み、被分析者をひどく傷つける危険があるからである。

被分析者は、分析家への愛情と配慮によって、分析家自身が解決すべき問題まで背負ってしまうこともある。サールズは「患者の病気が重いほど、精神療法がうまくいくには、患者のほうが治療者を治療することが求められるという逆説がある」と述べている。[14]河合も、心理療法過程で治療者とクライエントの役割の逆転が生じることを述べている。[7]治療者を癒すことによって癒される患者がいることは事実だが、治療者が患者への依存欲求にあまりにも無自覚であるばあい、患者にとっては負担となり、不当だと感じ、「お金を支払っており、治療してほしいのは、わたしだ」という不満が生じるのも当然のことである。シュワルツ－サラントによれば、男性分析家と女性患者との性的行動化は「男性の分析家が女性のディオニュソス的エネルギーを感じ、無意識的にそのエネルギーによる救いを欲した結果だ」という。[13]つまり、治療者のほうが患者に救いを求めているのである。

たとえば境界例の人は、他人に合わせすぎる傾向がある。もともと親に合わせすぎ、振り回されすぎて、自分というものが育っていないのである。そのため極端に幼稚で未熟なところと、つねに人に合わせ配慮してしまう大人びたところとを併せもっている。治療者に対しても「配慮の人」である。このことは、境界例の人が衝動的で行動化しやすいという印象と合わないかもしれない。しかし実際には、治療者の前で「よい子」であり、治療者に配慮しすぎて自分自身を出せない結果、不満とイライラが募り、なにかモヤモヤして行動化してしまうのである。直接治療者に不満を述べられないから、行動化によってそれを伝えようとする。しかし治療者は「やれやれ」「うんざりする」「またか」という受け止めかたしかできないため、患者の気持が伝わらず悪循環となる。境界例の人は、自分自身に対する親の対応の失敗に耐えて許してきたように、治療者の失敗に耐える辛抱強さをもっている。「メンタルなことでは、よほどのことがないと『痛い』と言わない」「治療者に対して、どれだけつらい思いに耐えてきたか」と言っていた境界例の患者がいたが、このようにして治療者に耐えていることの無理が行動化を生んでいるのである。また治療者の側でも、患者の大人びた配慮的側面に依存していないとはいえない。

私が精神科医と協力してカウンセリングを行なった経験から、精神科医の忙しさに配慮して（実際に精神科医の外来治療は多忙を極める）「お忙しそうですから、わたしは短い時間でもかまいませんよ」などとこころにもないことを言ったあとで（ほんとうは、そこで引き止めたり謝罪してほしいのだ）診察室以外のところで行動化するのが、境界例の人である。つつがなく面接を終えて普段どおりに診察室を出たあとで、不満がこみあげてくるのである。それなら診察室でそれをぶつければいいのだが、言いたいことをその場で言葉で表現できない（あとになってわかることは多い）ことが病理であり、それを表現できるようになることが、長くかかる治療の目標である。突然の感情の爆発にみえるもの、衝動コントロールの欠如にみえるものの背後には、治療者の共感の欠如がある。治療者が境界例の人の感情を代わりに言葉にして返すことができれば、このような行動をかなり防ぎうる。ゆったりした面接時間を確保できなければ人格障害の人の治療は困難であり、現在の医療体制が病理を開花させる一因となっているともいえる。外的事情によって面接にかける時間を変えられることも、境界例の人にはかなりつらいことであろう。また、精神科の外来治療では、非常に長く待たされるのが慣例であるが、これも病理の重い人にとっては苦しいことである。長く待たされることは、病者としてのアイデンティティを深く浸透させ、「診察してくれる」先生と「診察を受ける」患者という分裂を強化する。

境界例の人が否定的感情に対する耐性が高く、辛抱して関係を続けようとする（しがみつこうとする）のに対して、この耐性が著しく低いために人間関係が長続きしない人がいる。すこしでも失望するとすぐに関係を断ち切ってしまうのである。現実の他者が自分の理想どおりに行動することはありえないことであるが、治療者に対して「投影の引き戻し」ができず、たった一度の失敗でも否定的感情が圧倒的になり、治療を中断しようとする。「投影の引き戻し」は、クラインのいう「部分対象から全体対象への移行」「妄想・分裂的ポジションから抑うつ的ポジションへの移行」[9]によって可能になる。クラインによれば、愛する能力の基礎は、抑うつを経験しながら対象の良い部分と悪い部分を統合することにあり、その必要条件は、愛が憎しみに優ることを繰り返し経験することである。[8]治療者に直接不満を言って怒るようなクライエントは、やりにくい相手ではあっても、面接室外での行動化は少ない。失敗を責められても、治療者がそれを受け止め「破壊から生き残る」[15]ことさえできれば、クライエントのなかにこの「愛する能力」を育てることができる。つらい「投影の引き戻し」の作業によって、クライエントは人格発達上の大きな達成を遂げうるのである。私の言葉や態度に対して文句ばかり言っていた女性クライエントが、この作業をやりぬいたあとで「あのときは、先生にわがままばかり言って、いま思うと恥ずかしい。先生に全部ぶちまけ、先生が受け止めてくれた。そんな経験は初めてだった」と述べたことがある。

ある心身症の女性患者は、心理療法過程における退行と混乱から、私の自宅に頻繁に電話をかけてきたり、病院でもいくつかの問題行動を起こした。私はその姿を見ているのが忍びなく、彼女自身が他者から低く評価され、そのことによって傷つくことが、かわいそうでたまらなかった。一方で、彼女の行動化に対して「わざとらしさ」を感じ、腹を立ててもいた。この「わざとらしさ」の感じは、彼女が完全に無意識に圧倒されて行動化していると思えなかったからであり、私が彼女の現実吟味能力を評価していたことを表わしている。あるとき彼女が悲劇のヒロインのように泣きわめきながら私の自宅に電話をかけてきたとき、私は「もう自宅に電話しないでほしい」と静かに（冷たく？）言った。それは、私が彼女に腹を立てていたことと、枠づけの必要を感じていたためである。しかし、そのときを境にして彼女は、退行して混沌としていた自己を、急激に秩序づけて立て直し、落ち着きを取り戻したのである。

もともと彼女は、親に甘えた経験がなく、早すぎる自立をして、年齢よりも大人びたところをもっていた。彼女の本心は、とことん退行して、赤ん坊から生き直すことであったろう。しかし、彼女を取り巻く家族環境、私を合めた病院での治療環境を考えると、それをある程度の犠牲でやり遂げられる能力をもちあわせていないことは明らかであった（彼女が深く傷つき多大の犠牲を支払うことになっただけであろう）。私はそのような状況にあって、彼女をこれ以上傷つけたくなかった。そして彼女は、私の拒絶にあって、眠りから急に目覚めるように自我に目覚めたのである。彼女はやはり、それだけの能力をもっていた。その後、彼女の症状は快方に向かった。彼女は後にその当時のことを振り返って「現実に妥協した」と言った。心底望んでいた治癒は得られなかったが、彼女は投影の引き戻しによる「悲哀の作業」をやりぬいて人格的成長を得た。無いものねだりが未熟のしるしであるなら、現実認識をともなう諦めは成熟のしるしではないか。

ところで、投影は自動的に生じるが、投影の受け手にはそれを引き起こすような現実的基礎がある場合が多い。フロイトは妄想患者の投影について「内心に認めたくないものがあって、それをほかの他人に投射する」のであるが「あてなしに投射するのではないし、似ても似つかぬもののあるところに投射するのでもない。彼らは他人の無意識なものについて知っていて、その知恵にみちびかれている」と述べている[3]。ユングも「投影の受け手とは、経験が示すとおり、けっして任意のXという対象ではなく、つねに投影される内容の性質に適することが確かめられた、あるいは掛けるべき事柄にふさわしい掛け釘を提供する何かなのである」と述べている[6]。サールズもまた、妄想的転移が治療者の現実的要素に依拠して発生することを強調している[14]。たとえ妄想的な色彩を帯びていても、クライエントが治療者に投影する内容には、一片の真実が含まれていることが多い。このようなクライエントの直観的把握力を過小評価することはできず、治療者の側にある現実的基礎について治療者が意識化することが、治療の進展に役立つ。

恋愛性転移

ユングは転移について次のように述べている。[4]

投影は「自動的であり、自然に起こってくる事実」であるが、転移とは「二人の人間の間に生じる投影」のことであり、「相互無意識」と「混交」により生じる。「転移はごく自然に起こるものであり、正当な理由がつけられる反応ではなく、一種の『一目ぼれ』のようなものです。……ときには初対面で、会う前から転移が生じていることさえあります。つまり治療前とか治療とは関係がなく転移が起こるのです」。

しかし別の箇所では「通常、転移は分析状況でのみ成立します。……分析療法で、アナリストと患者の性格上の差異によって、ラポールが困難な場合とか、両者の間に治療効果を妨げるような心理的な隔たりが存在すると、精神的な接触が欠如することになり、それが患者の無意識に働きかけて両者の間に代償的な橋をかけさせ、その隔たりをカバーしようとする試みを促進することになります。共通の基盤が存在せず、いかなる種類の関係をも作り上げることができないので、熱情的な感情やエロス的な空想によって、このギャップを満たそうとするのです」と述べている。つまり、分析状況でラポールが困難なばあいに転移が現われるというのだが、この記述は「初対面や会う前から転移が生じる」とする先の記述と矛盾している。そして「転移は治療にとって、常に妨害であり、決して有益なものではありません。転移によって治るのではなく、転移にもかかわらず治るのです」という。

その後ユングは、転移を分析状況に限定せず、完全に自然な現象とみなし、教師・牧師・体を治療する医者・夫に対しても起こりうると述べている。[6] 転移の結びつきの強さを「化合」に比して、二つの化学物質が化合すると両者ともに変化するように、治療者と患者の出会いによって、無意識内容が自律的に活性化し、「結合」の元型が布置されるという。「転移によって生じた結びつきの一定部分は投影が解消されてもなくならない。というのはその結びつきの背後にきわめて重要な本能的要因が、すなわち近親リビドーが、潜んでいる」からである。ここで近親相姦とは「自らの本質との結合、すなわち個性化ないし自己実現」を象徴するものであり、同質のものどうしの結合を表わす。近親リビドーは本能であるから、これを実現しようとする力が強まり、これが「現代的な形では性的空想の意識化や、それと対応する色合いをもった転移に相当する」。つまり、恋愛性転移の基礎には「結合」の元型的イメージがある。「しかしこの傾向を現代社会の中で実現することは不可能であり、そのためこの道へ足を踏み入れた者は誰もがさらに深い葛藤へと、すなわち本当の転移神経症へと引きずり込まれる」ことになる。ユングはこのような転移に対して「待つという態度」「忍耐と猶予」「技術よりも時が解決してくれることがよくある」ことを強調している。「無意識の内容が性愛主義的に解釈されるときにはいつでも、自我が無意識の像（アニマやアニムス）と無意識的に同一化しているのである。この同一化のために、自我は、半ば喜んで半ばやむをえず、『聖婚』をいわば共に演じることになるか、少なくともエロスの実現こそが何よりも重要であると信じることになる」。しかし、布置された元型的パターンを意識化して「魅惑的な性愛的な面が多くの面のなかの一つであることを見抜き、しかもそれがとりわけ判断を惑わせるものであることを見抜く」（傍点筆者）ことが必要であるという。

フロイトは転移性恋愛の特徴として以下の三つをあげている。(2) ①分析状況によって喚起され、②その状況を支配している抵抗によって高められ、③現実への配慮が極端に欠如していて、正常な恋愛に認められるよりもその結果についていっそう無思慮、無分別となり、愛人の評価についてもいっそう混迷に陥っている。この第一の特徴についてフロイトは「分析医は神経症治療のために分析治療を導入したことで、この恋愛を誘発したのである。これは患者の身体を裸にしたり、生活上の重要な秘密を打ち明けさせたりするのと同じで、分析医の立場としては当然避けがたい結果である」と述べている。このような状況で婦人患者には、精神分析治療を断念するか、分析医に対する愛着を不可避の運命として享受するかの二者択一が生じるという。

ユングが述べたように、恋愛性転移が治療者に多大の忍耐を要求するのならば、クライエントにとってはいっそう耐えがたいことであり、治療を中断することが多くなるのも当然の帰結であろう。ここでは、男性治療者と協力して女性患者を治療した経験から、恋愛性転移の問題を考えてみたい。無意識的な層までこころを開くことによって恋愛性転移が生じ、激しい情動をかきたてられるとき、それを女性患者は苦しいものとして経験する。精神は混乱をきたし、行動化が増え、症状は悪化する。しかし、そのような感情を男性治療者に直接打ち明けることには大きな抵抗が伴う。フロイトが述べたように抵抗によって恋愛性転移が高められるのではなく、恋愛性転移によって抵抗が高められて、治療者の前では「良い」部分しか見せなくなる。そのぶん、面接室外での行動化が増える。男性治療者にとっても、恋愛性転移はデリケートな問題であるから、直接取り扱うのは至難のわざであろう。できれば、その苦しさに耐え抜いているうちに、感情が変容していくことが望まれる。

私は女性治療者であるから、女性患者の男性治療者への恋愛性転移を取り扱いやすい立場にある。ある既婚女性は、男性治療者に恋愛性転移を生じて、誰にも言えずに苦しんでいた。精神状態が良くないので男性治療者に会いに行きたいのだが、行くとその男性治療者に魅きつけられて、夫との関係がぎくしゃくするので、悩んでいるという。夫は、この女性が男性治療者に恋愛感情をもっていることに気づいていて、嫉妬の感情から、男性治療者の悪口を言ったり治療の中断を勧めたりしていた。これは、たとえば子どもの治療において、子どもが治療者と深い関係を築くと、母親が嫉妬して治療を中断しようとするのと同様の現象である。この既婚女性の場合、私とのカウンセリングで、男性治療者への思いを話題にのぼらせることが、かなり鎮静効果をもった。率直に話すことで、恋愛性転移感情の苦しみを緩和してしのぎやすくし、治療の中断を防ぐことができた。私は、恋愛性転移感情をもつのは心理療法過程においては自然で普遍的な現象であること、そのような感情も時間が過ぎると変化することを説明した。感情を抑圧しようとするからいっそう苦しいのであり、抑圧をとる方向にはたらきかけることが大切である。できるだけ自由に感情を表現してもらうことが治療的だと思われる。ばあいによっては、男性治療者に直接言ってみてもいいという。そのときの男性治療者の対応が適切であれば、女性患者は男性治療者と個人的な恋愛関係になりたいという願望を次第にあきらめ、感情そのものが、激しい恋から静かな情愛へと変遷をとげていく。このころには、男性治療者に対する投影の引き戻しも進み、かなり等身大の治療者を見られるようになっている。また、治療者の代理としてや欲求不満に対するあてつけとしてではなく、現実場面で恋人を見つけられるようになる。

女性患者から私に、同性愛的な感情が語られたこともある。これも一種の恋愛性転移とよべるであろう。男性治療者への恋愛性転移に父親転移が混ざっていることが多いように、このような同性愛的感情のなかには、母親転移や母性的包容への憧れが混ざっていると思われる。

チーム治療における転移の取り扱いかた

男性治療者への恋愛性転移が抵抗を高める結果、患者の行動化が激しくなったとき、男性治療者の前では「良い」部分しか見せないぶん、女性治療者である私との面接で「悪い」部分を出すことで、治療チーム全体としては患者をコンテインしやすくなったことがある。ある女性患者は、私の前で混乱して泣きわめき、男性治療者を殺してやると言った。この「殺す」という願望に、男性治療者への激しい両価性がみてとれる。私は「ほんとうに殺しかねない」と脅えたほどであったが、男性治療者の前ではガラリと変わって「良い子」になるのだった。そのときには腹立たしく感じたこともあったが、この患者は、自分の良い部分と悪い部分の両方を、また両価的感情の両方を、一人の治療者にぶつけられなかったために、二人の治療者で分担していたわけである。しかしチームとしては、患者を全体的にコンテインすることができていたため、次第に患者は落ち着きを取り戻していった。一人の患者に二人の治療者で対応するばあい、一方の治療者に対してぶつけられず、こぼれ落ちて行動化を引き起こす転移感情を、もう一方の治療者が拾い上げられるとうまくいくと思われる。とくに境界例の患者に対しては、破壊的な行動化を防ぐために、このような補佐役のいる治療体制が望ましいのではないだろうか。

境界例の患者は、過去の対象関係のパターンを反復して、治療スタッフを分裂させることが多い。それは、無意識的に患者の病理に巻き込まれて、「良い部分」を引き受けている治療者が増長し、「悪い部分」を引き受けている治療者が傷つきによる怒りを前者に向け、両者の敵対感情が激化するためと思われる。治療者が患者の病理とそれぞれが引き受けている部分対象を意識化することで、無用な対立を避けることができる。治療者どうしの反目はかならず患者に察知され、亀裂をいっそう深めるような操作的行動を引き起こしたり、治療を中断する結果にもなる。これでは、治療チームとしては失敗である。心理療法家としての治療者間の信頼関係がとりわけ重要であり、治療者どうしが患者の病理に巻き込まれて敵対的になるときには、全体を見渡せるようなスーパーヴァイザー的存在が必要であろう。心理療法の訓練を充分に受けていない治療者どうしが直接話しあうと、けんか別れになることが多い。

患者への否定的な逆転移感情が生じるときには、それを聞いてくれる同僚やスーパーヴァイザーの存在が重要である。自分の対応の失敗を棚に上げて、患者にうんざりしたり嫌悪感をもったり、治療しようのない欠陥をもった人間に思えたりするときもあるが、そのような感情を話していると、別の感情が補償的に生じて全体的に見る視点ができてくる。これは、たとえば母親面接で、子どもへの憎しみを母親に自由に話させることで、母親のなかに別の感情が自然に生じてくるのと同じ原理である。否定的な感情を抑圧したり、「人格障害」という診断名を冠することで自己を正当化したり、さまざまな理論を駆使して知性化を図るという治療者の陥りやすい状態は、最も非治療的である。患者への率直な感情を話しているうちに、それが母親の感情と重なっていることが、理論的にではなく実感としてわかり、母親にも治療者にもそのような感情しかもたれていない患者の置かれている状況への共感が生じてくる。「補足型逆転移」が「融和型逆転移」へと変化するのであるが、これを治療者が感情を伴って体験することが有効と思われる。

病理の重い人ほど、家族の状況、その家族が置かれている社会的状況への配慮が必要になる。一人の治療者が母親と子どもの両方を引き受けるばあいには、そのどちらに同一化するかによってさまざまな逆転移感情が生起し、それらが激しく分裂していることから、母子関係の状況が実感としてわかる。これを二人の治療者が受け持つと、よほど全体的状況の意識化ができていないと、敵対関係になるのも無理はないと思われる。

「母子関係モデル」へのこだわりからの解放

境界例の病理は、濃密な二者関係のなかで開花するといわれる(10)。母親に対して嫌悪しながら依存するという両価的感情は、母親の患者への両価的感情と対応しており、それは治療者にも患者への両価的感情を引き起こしやすい。治療者が無意識のうちに患者を引き寄せたり突き放したりして、患者を混乱させていることも多いと思われる。ある患者は、治療者が自己告白のようなことをしてしんみりと共感してくれたのに、次の回に、最初から距離をおいた態度で接されたように感じたため、治療者とどのような距離をもてばよいのか、どの程度自分を出せばよいのか、わからなくなり混乱したという。治療者にすれば、前回に個人的な自分を出しすぎたと思って距離をとったのかもしれないが、このような治療者の対応の一貫性のなさが、患者に不必要な混乱を引き起こしているのである。治療者ができるだけ恒常的な態度で接することが重要であり、それが患者に安定感を与える。

病理の根源が母子関係にさかのぼるばあい、治療者の側でもつい母子関係のモデルに従うことが多い。しかし実際には、母子が緊張関係にあるばあいでも、父親・祖父母・おじやおばなど、母親以外の人物が緩衝作用を果たすことで、破壊的結末を避けられることが多い。母子関係が愛憎の感情によって抜き差しならないものになっているときには、たとえば祖父母のように無条件に可愛がってくれる存在は貴重である。核家族化によって、患者が取り結ぶ人間関係の種類が減っていることは、患者にとっても治療者にとっても困難な状況といえる。患者の周りにいる人たちに、それぞれが果たせる役割を担ってもらうことが治療の基本であり、全体を見渡したり、足りない部分を補佐するような位置に治療者が入るのが望ましいであろう。もし若い治療者に出会っていたら境界例的な病理を開花させたであろうと推測される思春期の女性が、老年の男性治療者に「おじいちゃん転移」を起こし、祖父と孫のような関係によって落ち着きを取り戻したケースを聞いて、老若の組み合わせの妙を感じたことがある。治療者が一対一の濃密な関係、母子関係モデルにとらわれずに、すこし次元をずらした位置にいるのが、治療者と患者の双方にとって犠牲の少ない方法であろう。たとえば私も、患者から「不思議な存在」と言われることがある。

人は何によって癒されるのか？

治療が成功したとき、いったい何が効果をもったのか、実際のところ治療者にもよくわからないことが多い。

思春期につまずいて神経症になった男性クライエントは、治療を終結したときに「母親の守りが希薄だったから、世界への安心感をもてず、孤独で苦しかった。思春期の訪れが苦しかったが、母親の守りがもっとあれば、乗り越えられていただろう。先生のイメージに支えられ、母性的イメージに抱かれる経験をした。それで元気になったと思う」と言った。

境界例の女性の行動化に対して、私は真剣に怒ったことがある。そのとき、患者はカッとなって面接室を飛び出し、どこに行ったのかわからなくなった。発作的に自殺するのではないかと脅えたが、その次の回に彼女は、私の前で泣きわめきながら感情を表現し、行動化がある程度おさまった。もちろん、関係の成熟やタイミングなどが重要であるが、真剣に怒ると、そのときは反感を買っても、長い目で見ると効果が現われることがある。「怒るということは、先生がわたしのことを真剣に考えてくれているからだと思った」とあとで言われたことがある。その人は、家庭環境に恵まれず、親の愛情を経験していない人であった。「いままで、本気で怒られたことがなかったのでは？」と聞くと、患者はうなずいた。実際、怒っても無駄だと能力を見限っていたり、本気で良くなってほしいと思っていない相手に、人は怒らない。

また「治療者は原則的に、自己告白をすべきでない」といわれるが、治療者が悩み苦しみながら生きていることが伝わるときには治療効果をもちうる。森は、境界例の患者に「先生は新米で何も知らないけれど、とにかく一生懸命やってくれた情熱だけが救いでした」と言われたという。[9] 技法や病理に関する知識は必要であるが、患者は病理や診断名の見本ではなく、生きて苦しむ人である。初心者が情熱によって治療力を発揮するという事実を見るとき、「人は何によって癒されるのか?」という心理療法の基本問題に立ち戻らされる。その答えを得るためには、治療者自身が何によって癒されたのかを、経験的に知っていることが必要であろう。こころに傷を受けた過去をただ反復し、それを分析されるだけでは、人は癒されない。治癒の本質は、過去の欠如を埋めるような新たな経験をすることにあると思われる。

（1）Fordham, M.（1989）氏原寛・李敏子訳「転移についての覚え書」『ユング派の分析技法』（培風館、一九九二年）。
（2）Freud, S.（1915）小此木啓吾訳「転移性恋愛について」『フロイト著作集9』（人文書院、一九八三年）。
（3）Freud, S.（1922）井村恒郎訳「嫉妬、パラノイア、同性愛に関する二、三の神経症的機制について」『フロイト著作集6』（人文書院、一九七〇年）。
（4）Jung, C.G.（1966）小川捷之訳『分析心理学』（みすず書房、一九七六年）。
（5）Jung, C.G.（1987）氏原寛監訳『子どもの夢 I』（人文書院、一九九二年）。
（6）Jung, C.G.（1946）林道義・磯上恵子訳『転移の心理学』（みすず書房、一九九四年）。
（7）河合隼雄『心理療法序説』（岩波書店、一九九二年）。
（8）Klein, M. 小此木啓吾・岩崎徹也責任編訳『妄想的・分裂的世界』（誠信書房、一九八五年）。
（9）森省二「症例『I子』」『現代のエスプリ「境界例の精神病理」』（至文堂、一九八二年）。
（10）成田善弘『青年期境界例』（金剛出版、一九八九年）。
（11）Racker, H.（1966）坂口信貴訳『転移と逆転移』（岩崎学術出版社、一九八二年）。
（12）Samuels, A.（1985）村本詔司・村本邦子訳『ユングとポスト・ユンギアン』（創元社、一九八五年）。

(13) Schwartz-Salant, N.(1984) 林道義訳「転移——逆転移過程における性的行動化の根底にある元型的要因」『ユング研究 4』(一九九二年)。
(14) Searles, H.(1979) 松本雅彦他訳『逆転移 1』(みすず書房、一九九一年)。
(15) Winnicott, D. W.(1971) 橋本雅雄訳『遊ぶことと現実』(岩崎学術出版社、一九七九年)。

第五章

「転移／逆転移」概論

――フロイト派の立場から

中本　征利

著者は、「分析医は分析だけで生活すべきだ」と考えかつ実践しているフロイディアンである。それだけに、実践家にはいちいち思い当たることがじつに具体的に述べられている。だから、たとえば「行動化はときには望ましいことがある」といった、一見常識に反するような発言が充分な説得力をもっている。理論的背景についての説明をできるだけ抑え、もっぱらみずからの実践に基づいているので、骨太のとっつきわるさはあるにしろ、熟読玩味すればおのずからわかるようになっている。そうすると、ひとつひとつの記述がじつにきめ細かく、おおげさにいえば手取り足取りといった趣をそなえていることがみえてくる。実践家にありがちの独特の用語法についても、それなりの説明はついているので、文脈を見失うことはない。どちらかといえば理論が先走りしがちな我が国の分析関係の文献に貴重な貢献をするのではないか。分析家以外の心理臨床家はもちろん、とくにフロイト派の実践家・理論家に読んでもらいたいものである。

序論

転移および逆転移のコンパクトな要約を書くということは難しい作業である。なぜかというと、この現象が治療過程の本質であるからである。加えて、転移／逆転移は治療の他のすべての局面に密接にかかわっている。したがってこの現象だけを抽出して論ずることは、たとえていえばエンジンのみを取り出して自動車全体を説明するのに近い作業になってしまう。つまり治療全体の経過（具体的には治療契約～自由連想・想起と解釈～抵抗・転移・逆転移・行動化～治療終結という一連のプロセス）のなかの一部分、しかも全体を色濃く反映する一部分としての転移／逆転移という現象を説明しなければならないことになる。

親子関係

⇓

労働技能の習得 性対象の発見

（社会的関係の成熟）

冒頭に、解釈の対象としての「発達論」と「病因論」に簡単にふれておこう。発達論を非常に簡単に要約すると上のような図式になる。

「親子関係」とは分離と共生の葛藤状態である。この状況から解放されるために個々人は、労働技能習得という学習活動に参加する。そして種属保存を目的として性対象が発見されて、なんらかの意味で安定した関係にいたる。この状態を総称して「社会的関係」という。親子関係に内在する葛藤は、けっしてそれ自体のなかでは解決されない。葛藤の一部は学習行為のかたちに変容され、一部は性対象のイメージに伴う自己肥大的空想のなかに吸収され、残りは次世代の養育過程のなかに排出されてゆくものと思われる。

「労働」とは、なにかを為すこと、他者にとって有用ななにかを作ることである。為した何事かに対して評価が与えられみずからも納得したとき、個人は相対的な満足を得る。そして個人の能力（あるいは魅力）の総体が最終的に評価・承認される場が「性対象の発見」であるといってよいであろう。同時に、性対象を発見するということは、本源的な依存の対象を発見したことでもあり、したがってこの過程には多分に過去回帰的退行的側面がある。これらの諸契機がある種の自己変容感と生理的快感に触発されて個人の内面に醸製される気分が「性愛」といわれる。

発達の過程で重要なことは、「相互承認」と「課題達成」である。個々人は、なにかを人のために為しその結果を相互に認めあって成長する、つまり親子関係という原初的などろぬま stalemate から脱出する。その行き着く先に異性との関係と労働主体の確立がある。このプロセスがうまくいかない状態を葛藤というが、これを親子関係という視点からみると、そこには「分離」と「不安」という問題が浮かび上がる。「分離独立したい〜できない〜したくない〜独立を阻害される……」という葛藤状態である。これは「同一性幻想」といいかえてもよい。つまりそれは、本来自己でない他者に自己と同一であることを求めつつ一方でそこから離れようとする矛盾である。

この葛藤はまた、依存と攻撃（不安）というテーマでもある。「分離独立したくない〜依存したい〜それがかなえられない〜不安である〜腹が立つ」となる。あるいは「分離できない〜阻害される〜腹が立つ」ともなる。もっともこの際、分離できないのかしたくないのかはきわめて曖昧である。

この葛藤がもうすこし成長した段階で、仲間とか社会とかを相手に発現してくると「自己主張したいができない〜理解してほしいができない〜迎合する（させられる）〜抑えられる〜利用される」というかたちをとる。この葛藤状態を「社会的疎外」といってよいと思う。

性対象との関係では、以上の図式がより尖鋭になる。そしてこの関係は、親子関係の克服の仕上げであり同時にそこへの回帰でもあるために、この二つの関係がいろいろなかたちで重なりあう。その重なりにはいろいろな段階があって、いわゆる嫁 - 姑の関係のようなものから母（父）子相姦願望にいたるまで幅広いスペクトラムがくりひろげられるが、それらを一括してエディプス葛藤といっている。

次に、これらの葛藤はなんらかのかたちで防衛される。防衛のかたちは大別して二種ある。ひとつは葛藤の事実認識を否定するもので、この防衛のかたちを抑圧といい、もうひとつは同一性幻想への埋没である。後者について若干の説明をすると、同一性幻想とは、本来自己でない他者を自己と同一の存在として扱う態度であり、そこには憧憬・理想化・一体化願望・操作的態度、そして幻滅に伴う他者および自己への帰責・報復・非難などの感情態度がある。

以上、解釈の対象となる状況を要約すると次のようになる。

・葛藤の原点としての親子関係~発達の動因としての相互承認と課題達成~帰結としての労働技能の習得と性対象の発見。

・病因としての分離と不安、依存欲求と攻撃感情、社会的疎外、エディプス葛藤、そして抑圧と同一性幻想。

解釈のための図式はこのように簡略化してさしつかえないと思う。ここで「転移」という現象を理解するにあたってきわめて重要なことは、親子関係と性的関係との相似性・重層性である。この二つの関係はきわめてパーソナルな一対一の関係であるし、そこに特定の即物的な課題（なにか物を作る・扱う）というものは入らない。換言すれば、この二つの関係においては事象性は消失しているのである。そして我々人間が個人として真に成長するためには性的関係は必須である。種属保存のための育児という課題にとどまらず、この作業を異性のパートナーとのパーソナルな関係に基づいて為してゆくことをとおして個々人は成長しうる。

親子関係が次世代の親子関係を再生産する場としての性対象の発見という作業、この両者における事象性の消失、しかるがゆえに自我境界が低下しやすい関係、以上の理由から親子関係と性的関係は独特の似かたを呈してくる。転移関係とは、極端ないいかたをすれば、この二つの関係相似の状況がやや人為的に形成されたものであるともいえる。

転移現象の必然性

転移は「過去の対象関係（主として親子関係）が治療者とクライエントとの関係のなかで再現されること」と定義される。ただしこの定義だけでは不充分である。クライエントは治療によって過去の葛藤から脱出しようとしつつ過去を再現するわけであるし、また再現の場が克服の媒体となるわけであるから、転移とは、過去の再現と克服の両面をもつと理解すべきである。

なぜ再現されるかというと、第一の理由としては、精神分析療法（より一般的には心理療法）というものは、治療者とクライエントの一対一のきわめて濃密で原則として両者の外に対して閉じられた関係であることがあげられる。治療は一回一時間、平均して百五十から二百回の長さにわたる。しかも治療ということを相互に意識した連想と対話が行なわれるから、そこに出現してくる内容は非常に豊富である。そして治療者とクライエントのあいだに言葉以外のものは介在しない。つまり事象性はない。ここで事象という耳慣れない言葉について説明しておこう。人間は他者とともになにかを為し作りながら生きている。この為すべき（あるいは為した）事柄を「事象」と私はいっている。すこしくどくいうと、個人が誰かとなにかを為す・為した、過去から現在を経て将来へと拡がる達成感と達成への期待を中心に形成される経験の像の総体を「事象」と私はいおうとしている。

以上の点で、治療関係は親子関係や性的関係に似ている。知的側面に限っていえば、治療関係はそれら以上に濃密な関係なのである。

その理由は、治療の構造がクライエントの心性の矛盾が出現しやすいようにつくられていることにある。自由連想では、何を話してもいいし、すべてを話さなければならない。これはクライエントが自由と拘束という矛盾した状況に置かれることを意味する。またクライエントは、自由に想像し空想の世界に漂いつつ解釈によってリアリティにさらされる。治療者は矛盾をクライエントに示すが、それへの解答をすぐ与えることはしない。またクライエントとその環境との葛藤に際して、治療者はつねに中立の態度をとる。したがって、治療者はクライエントの支持者でもあるが批判者でもありうる。そしてなによりも、両者のあいだには言葉以外のものが介在しない。想起・陳述・解釈・洞察などの諸局面は存在するが、物の体系が介在しないぶん、解決は近くて遠く遠くて近いものになる。治療とはこのようにつくられている。つまり、治療の構造自体がクライエントの固有の葛藤を醸製しやすくつくられている。そしてこの固有の葛藤とは、親子関係と性対象の発見という二つの関係に本質的に共通のものでしかありえない。

つきつめていえば、クライエントの葛藤を醸製し誘発するという意味での治療関係の力動性は、治療が言葉のみを媒介とするパーソナルな関係であるということに由来する。換言すると、事象性の消失ということである。このことの理解が転移現象を理解するための鍵のひとつであるといっても過言ではない。

転移関係で何が出現するかというと、それは過去の再現である。クライエントの生活の歴史のあらゆる局面が治療関係に再現されうる。あるいは連想される内容が連想する態度・形式のなかに反映されうるといってもよい。依存的なクライエントは治療者に依存するし、親に不満をもつクライエントは治療者にも批判的に、ときに攻撃的になる。惚れっぽいクライエントは治療者になんらかの意味でその種の媚態を示すし、仕事や交友関係の不安定なクライエントは治療においても不安定な関係になりやすい。転移現象の内容を具体的に叙述していくときりがない。要は、クライエントの生活感情のあらゆる局面が繰り返されうるということである。

このような転移の諸様相のなかでも、治療にとって最も重要な転移のかたちがある。治療者にとって否定的な感情の転移（すなわち陰性感情転移）がそれである。逆に陽性感情自体は治療的介入の対象としては価値は低い。極端にいえば放っておいてもよい。ちなみにクライエントが治療者に陽性感情を向ける場合、それが症状の軽快・行動パターンの改善・洞察の進展と併行しているか否かの判断が重要である。そうであれば放置しておいて大過なく、そうでなければいずれ陰性感情へと変化する。解釈の中心となるのはこの陰性感情である。

陰性感情転移

陰性感情転移の原点は親子関係にある。親子関係とは、精神分析医の視点からみるかぎり、かならずしも明るいものではない。そこには分離独立への焦迫と不安・共生への願望と後ろめたさそして不満が渦巻いているし、それに伴う依存欲求と攻撃感情の交錯や同一性幻想などの葛藤がある。そして断定的にいえることは、親子関係はそれ自体でそこに内包される葛藤を解決しえないということである。親子関係は発達過程をとおして社会へと開示されてのみ、その葛藤は解決されうる。逆にいえば、社会のありかたいかんで親子関係のかたちも変化する。

発達の動因は、すでに述べたとおり、課題達成と相互承認である。これがうまくゆけば親子関係はまあまあということになるが、かならずしもそうはゆかない。そこには次のような諸契機からなる悪循環がある。それが一定の程度を越すと問題が生じる。

・親の側からの配慮と評価の欠如。
・子どもの側でのこの欠如への不満と不安。
・親自身の葛藤の子どもへの排出（子どもを依存の対象、自己表現の手段、あるいは葛藤の解決や展開の場とすること）。
・子どもの側での親のこの矛盾・葛藤の引き受け。
・子どもの側での分離独立への焦迫と不安。
・相互の側での共生願望とうしろめたさ。
・これらの願望が満たされないことへの不満と怒り。

・怒り・恐れ・うしろめたさ・罪責感情。
・親への非難と帰責、転じて自己非難・自己貶価。
・癒着と共生、自己肥大的つっぱり。

このように親子とは本来、相互に評価を求めあい、突き放しあい、両者のあいだの自我境界は低く、期待と不満を抱きつつ報復を恐れあうという関係にあるが、子どもが子どもでいるあいだは力関係は親のほうに優勢であり、どうしても親が加害者になりがちである。逆にいえば、子どもによって引き受けられた矛盾はどこかで排出される機会を待っている。転移とは、そういう状況を背景として生ずる現象である。治療関係は、その構造ゆえにこの種の矛盾を誘出しやすくできている。割り切っていうと、親子間の葛藤が人為的に醸製された状況が転移である。

陰性感情を治療者の感情を中心としてとらえると次のようになる。

・まず依存・支配・操作的態度。依存はするが求めるところが多く、多分に搾取的であり、治療者に対抗競合し治療者に優越して支配しようとする態度が出てくる。治療者の言うことを肝心のところで受け入れていないという印象を受ける。
・次に不安・不満・しがみつきと治療者への幻滅・被害感・罪責感が交錯する。これは、治療者への依存支配欲求が現実にあるいは想像上で拒否された（またはされるかもしれない）という恐れによるものである。このようにクライエントは、一方で支配的であり他方でその幻滅を恐れているのだが、この二つの契機が併存するという自覚に欠けるところがある。不満は、治療の成果から始まって、治療者の態度や考えかた、あるいは技法や人格そのものにも及ぶ。文字どおり肉体的にしがみつくということは稀であるが、治療者に依存し離れたくないという気持はよく出現する。しがみつきと幻滅・不安、被害感と罪責感はよく併存する。

・もうすこし進むと、治療者への非難・帰責・報復感情・敵意・拒否のような感情が出現する。以上、すべての感情は一つということはなく、つねに混在する。陰性感情とは、つねに両方向的（愛憎併存）であり、曖昧としているのが特徴である。ここではふれないが、もちろん陽性感情も出現する。治療が成立しているかぎり、陰性感情のみということはない。

陰性感情が表現される場としては、大別して次の三つがある。行動化・抵抗・治療者の人格である。まずクライエントの陰性感情は、行動化をとおして表現されることがよくある。たとえば治療関係の外部の人間関係での不満・批判・衝突が増えたり、あるいは治療者の解釈を否定したり、逆にそれに迎合するような行動が出現したりする。ただし行動化がすべて陰性感情の表現であるわけではなく、また治療にとってマイナスであるともかぎらない。クライエントが適当に行動で表現してくれるほうが治療にとっては好都合なのだが、行動化いかんでは治療が壊されかねないし、葛藤の実演は洞察の障害になる。行動している当人は行動の真の動機に無自覚なことが多いのである。

抵抗とはもちろん、治療への抵抗である。抵抗はまず治療契約という治療の外枠（たとえば自由連想をするとか時間どおり通院するとか）から始まって、治療者が解釈する内容、そして治療者の態度、治療関係の雰囲気、治療者の技法のありかたなどに及んでゆく。そしてとどのつまりは治療者の人格そのものが標的になるが、このことについてはすでに述べた。ただし陰性感情が治療者の人格のみに集中したら、治療は困難であるのみならず危険なものになる。陰性感情がいくばくか治療者の人格に向くのはやむをえないが、それらは同時に、人格の外の部分つまり解釈内容とか治療契約とか行動化などに散っている必要がある。

陰性感情転移を理解するに際して重要なことは「開示と侵犯の相補性」ということである。クライエントはみずからを語る。しかし語ることによって新たな行動への指示がなされるわけではなく、解釈によって、クライエントの関心はむしろ内面に向く。解釈とは、クライエントの心性の諸側面を相互に関連づけるから、結果としてその心性は、事象による起伏と陰影を失って均質化される。クライエントと治療者とのあいだには、この過程が対話によって不断に進行してゆき、相互の気持が妙に似たようなものになりがちである。つまり、おたがいの自我境界が低下する可能性がある。当然この傾向はクライエントの側で大きい。自己を語り開示するクライエントは、同時に治療者にそうさせられているようにも感じる。することとさせられることとが混同されやすくなる。したがってクライエントは、みずからを主体的に開示しつつ同時に治療者から侵犯されているという状況が出現する。極端にいえばそうなるが、この傾向は多かれ少なかれあらゆるケースで出現すると思ってよい。この状況に対するクライエントの反応は、ひとつには、ほどほどの行動化を介して適宜みずからの主体の一部を治療関係の外部へ脱出させることであり、もうひとつは、侵犯する治療者への報復的感情（すなわち陰性感情）の出現である。ここから技法論上の非常に重要な示唆が得られる。それは、治療者にとっての外部環境の重要さということである。

陰性感情を引き起こす契機としては次のようなものがある。

- 治療成果への不満（この感情は当然といえば当然である。早ければ治療開始後数回くらいで出現するばあいもある。不満は治療への幻滅へと発展することもある）。このような気持の背後には、治療への過大な期待があることが多い。
- 治療契約への違反を治療者が指摘すること（とくに多いのが欠席遅刻などに関して）。
- 行動化の内容を治療者が批判すること。
- 行動化の結果現実に直面し、挫折したり幻滅して。
- 治療者への幻滅（治療者への過大な期待が満たされないことによって。あるいは「自分の症状行動が治療者に理解されない。支持されない」とか「治療者が冷たい」とか「明確な支持を示してくれない」とか「指導性がない」とかいろいろある）。
- 自由連想への不安・不満・抵抗（「ただ話すだけで治るのか？」「はてしない気持になる」「投げ出された気持」「治療者が関心を示してくれない」「拒絶された気持になる」「連想がうまくできなくて申し訳ない」「できないことをさせられる」「話すことがもうない」などなどいろいろなかたちの表現がある。自由連想への抵抗は、技法一般への抵抗へと連なりやすいのだが、とくに自由連想に対してはクライエントは抵抗を感じやすく、かつ、それを表現しやすいようである）。

・金銭の支払に対して（とくに休んだ回の支払に際して）。
・解釈内容そのもの（陰性感情転移が生じる解釈内容はかなりはっきりしている。近親姦願望、クライエントの搾取的依存性、帰責および投影、自己肥大性などなどである）。
・夢（夢を解釈するのみでなく、夢を見たことがきっかけになることがよくある。近親姦的内容や自己に攻撃が向けられる夢をきっかけに陰性感情が出現することはよくある。一般に、夢の報告が増えたら、少なくとも両価的という意味では潜在的に陰性感情が治療者に向けられていると思ってよい。夢とは、治療者への密輸されたメッセージである）。
・治療者への接近・開示（「治療者に自己をさらけ出しすぎた」とクライエントが意識的無意識的に予感したばあい、治療者への感情が陰性化することもよくある。治療者に過度に親近感を抱いたとき、治療者に不必要なほど秘密を話したとき、クライエントにとって重要な人物を治療者が強く批判したとき、治療者によって陰性感情を指摘されクライエントが納得したとき、近親姦願望および治療者と性交する夢などを見たとき、性的外傷体験や原光景を話したときなどがそうである）。
・ある種の価値感情を治療者に批判的に取り扱われた（またはそう感じた）とき（ここである種とは、固定的で不自然というような意味である。このような価値感情がクライエントの抵抗要因となっていることはよくある。たとえば他者への敵意、自己否定的感情、自己肥大性などなど）。

逆転移

転移とは、クライエントが治療者に対して向ける感情であるが、逆に治療者の側から同様の感情をクライエントに向けることもありうる。いや、かならず向ける。この現象を逆転移という。クライエントはクライエントで、自分の内面へと沈潜しそれを治療者にさらすが、治療者も、クライエントのその作業とそこから出てくる諸々の感情を受け止め、クライエントとの治療関係を維持涵養しなければならないので、治療者の側でも、自己の反省と分析という作業は避けられない。つまり、治療者もクライエントも程度の差こそあれ同じ質の圧力にさらされている。すでに述べたように、クライエントと治療者のあいだには言語以外の具体的事象は介在しない。その結果、両者の人格がクローズアップされ、両者は閉じられた関係をつくりやすくなる。換言すれば、同一性幻想に陥りやすくなる。これが転移／逆転移という現象の成立する背景である。

治療者が陥りやすい、そして治療にとって障害となる治療者の側での感情を要約すると次のようになる。

・クライエントへの過剰な思い入れ（「なんとかしてやりたい」と思うこと）。
・治療への焦り。
・クライエントへの操作的態度（「思うようにしたい」という気持）。
・クライエントへの道徳的非難（「言うことをきかない」「わがまま」「ゆるせない」といったクライエントへの帰責）。
・「クライエントに振り回されている」という被害感。転じて迎合。
・後ろめたさと罪責感（「成果があがっていない」「クライエントに悪い影響を与えた」「クライエントのなかに侵入した」などなど）。
・「治療をやめたい～やめてはいけない～やめられる～やめたくない」などなどの堂々巡りの気持。

ここでも否定的な感情を中心にとりあげた。転移と同じく逆転移でも、この否定的な感情にどう対処するかが大切である。

以上のように整理すると、転移も逆転移も、感情のありかたとしては似たりよったりであることがわかると思う。対象への過剰な期待と没入、支配的操作的態度、幻滅と焦り、非難と自己非難、攻撃感情と不安、罪悪感と被害感という図式で要約することができる。ただ、治療者のほうがクライエントより人格が相対的に安定しているはずだから、逆転移にともなう感情の振幅はより小さいという違いがあるだけである。

また治療者とクライエントは、相互に過剰な期待を抱きその実現を求めあっているともいえる。このことは、過剰な意志の押しつけあいでもある。月並に自己愛といってもよい。クライエントは「なんとかしてほしい」と思い、治療者は「なんとかしてやりたい」と思う。この単純な相互の気持が反響しあう。そしてときとして治療者とクライエントの立場が逆になって、治療者「なんとかしてほしい」／クライエント「なんとかしてあげたい」という状況も出現する。

次に、治療者にとってクライエントとは基本的に自己の作品である。クライエントの感情を素材として治療者自身の感情を触媒として作り上げる作品である。したがって、その作品の出来映えは治療者の自己評価ということに影響せざるをえない。加えてこの作品は、治療者の感情そのものが道具となっているわけだから、この自己評価はきわめて情緒価の高いものとなる。そして相手のクライエントも意志をもっている。というよりクライエントの意志や感情は、治療者によって影響された、つまるところ治療者の感情の転化変容したものでさえありうる（もちろん部分的にであるが）。だからクライエントの感情は治療者に伝わりやすく、治療者の焦りや罪悪感を喚起しやすいのである。逆にクライエントの側としては、治療者に対して「よい作品でありたい」という気持と「いつまでも作品でありたくない」という気持が併存している。このような事情ゆえに治療関係にともなう感情は相互に入り組み濃密なものになりやすい。この感情が極端になれば、宗教指導者と信徒のような関係にまでいきかねない。宗教行為と精神療法は厳然として異なると思うが、重なる部分も大きい。逆にいえば、治療者はこういう気持にならないように、つまり作品製作者という気持になりすぎないようにつねに留意する必要がある。

別のみかたをすると、転移／逆転移とは「する・させられる」という関係である。換言すれば、相互に主体性の一部が相手のほうへ委譲されているような状況がそこにはある。クライエントは治療者にみずからの一部を委ねて、その影響下に入る。治療者は自らの感情の一部をクライエントのそれへと転化し、クライエントがそれを受け入れ反応することによって、治療者も影響を受ける。そして何度も繰り返すように、治療関係においては、相互の人格がその事象性を徐々に失って一対一のパーソナルな関係が出現しやすくなる。つまり、おたがいの人格のイメージは妙に似てくる。その結果、自分の為すことと相手によって為されることとの分別がつきにくくなる。この状況を私は「する・させられる関係」といっているが、これは、両者のあいだで一時的にせよ自我境界が低下した関係でもある。あるいは、この状況下で治療者とクライエントはつねに共同共犯関係にあるともいえる。

転移／逆転移とはそういうものであるから、成り行きいかんによっては治療者の同一性危機 identity crisis という状況が出現する。こういう状況を招来させやすいクライエントというのはだいたいよく似ていて、治療の成果があがらなくて、治療者へ強い攻撃感情を向けやすく、しかも治療者から離れにくいクライエントである。治療者がクライエントの攻撃感情にさらされてこの同一性危機に陥ると、治療者はまず「クライエントにより侵入され振り回される」という気持を強くもつ。同時に「そのような事態にしたのは自分自身である」とも思う（あるいは思わされる）。この状況では、治療者の言葉はクライエントによって否定的にのみ受け取られるので、解釈はクライエントの怒りを誘発しかねない。

こういうときの治療者の脱出口は、クライエントへの怒りの発散なのだが、それがかならずしも有効ではないうえに、治療者はクライエントに対しての怒りの表出をみずから禁じる（あるいは禁じられている）ので、治療者の気持は被害悪と罪責感、怒りと恐れのあいだをグルグルまわることになる。加えて、こういう治療者の迷いや逃げの気持はクライエントによって敏感に察知され、背信と受け取られやすい。そして治療者はクライエントに責められ、逃げ出したいが逃げられないと感じつつ、はてしなく長い時間クライエントとつきあってゆかなければならない気持になる。こういう状況下で治療者はときとして不安や抑うつ気分に陥る。少なくとも、そういう事態は起こりうると思っておいてよい。またこの状況下でのクライエントの気持としては、治療者についていま述べた内容がそのままあてはまるものと理解してよいと思う。

要約しよう。転移／逆転移とは、相互の自己像が事象性を失い、相互に同質なイメージとして閉じられた関係へと推移してゆくことを背景として出現するといえる。

転移／逆転移への対応

転移とは、クライエントの過去が治療関係という現在へと再現される現象である。つまり、過去は現在化され具体化される。これに治療者の側の反応である逆転移が加わると、むしろ過去の歴史は捨象されて「わたしとあなた」「する・させられる」という関係へと移行してゆく。

転移／逆転移への対応を実践的な立場からみると、まず第一に重要なことは、治療関係にクライエントの過去の葛藤が再現されていることを指摘することによって、洞察や解釈の素材が豊富になり容易になるということである。転移という側面にのみ視野を限ると、そのことが最も治療にとって重要で、また、すべてである。

この状況に逆転移という要因が加わると、逆転移（すなわち治療者の感情のありかた）をとおして治療者にそういう感情を引き起こさせるクライエント側の葛藤は何なのか、というように理解できることになる。逆も真なりで「クライエントの感情に影響を及ぼす治療者の要因は何なのか」と治療者は自省することができる。実践的にいうと、この二つの対応が治療的意義の点では最大である。

もうすこし一般的に転移／逆転移への対応を考えると、治療者はこの現象に対して四つの態度をとりうる。自覚、解釈、容器としての人格、そして操作である。

ともかくまず、そのような現象があるという「自覚」が重要である。転移なり逆転移なり、そういうことがある・ありうると心得るだけでクライエントへの対応は異なってくる。たとえば治療者がクライエントによってひどく攻撃されても、それは「クライエントの過去のある体験あるいはある対象によってそうさせられている」と考えることもできる。あるいは一歩踏み込み「クライエントは自分が過去に体験した感情を治療者に体験させたがっているのかもしれない」とも考えられる。また、治療者の側のなにか自覚しえないある種の怒りがクライエントの攻撃感情を誘発したのかもしれない。逆に治療者が怒ったばあい、治療者のなかのある体験によるのかもしれないし、クライエントのなかのあるものが治療者の怒りを誘発したのかもしれない。このように、単純そうにみえる感情のやりとりも、転移／逆転移としてとらえることによってそれを立体視でき、また治療者の感情と解釈の能力に幅と余裕が与えられる。

「解釈」とは、事実を認識してそれを伝えることである。それ以上のものでも以下のものでもない。したがって、解釈についてはすでに述べたも同様である。

「容器としての人格」とは、クライエントの攻撃性や不安の表出に耐える能力である。あるいは動揺しない能力で、一種のカリスマ性である。目には目をといった報復をしない、ドタバタと外部の力に頼らない、焦ったり恐がったり逃げ出そうとしないで状況を維持する能力である。ちなみに、クライエントは治療者の動揺に強く反応する。またクライエントは治療者を動揺させたがる。こういうと、この能力は生来のもののように聞こえるが、そうでもなく、転移／逆転移の理解によってこの能力ははるかに大きくなる。ただ、最後には人格そのものがものをいう局面があることは覚悟しなければならない。

最後に「操作」であるが、転移にしろ逆転移にしろ、それを操ったり利用してはいけない。操作という態度は原則的には禁止される。そもそも転移／逆転移という関係においては、意図しなくても操作したりされたりすることになりやすい（あるいはそうみなされる）。したがって、治療者とクライエントが一対一でパーソナルに向き合う状況を前提とするかぎり、治療者にはクライエントに対して率直で正直な対応が求められる。意識して操作すると、それはクライエントによって気づかれ、クライエントの不信を招き、治療者自身の罪責感を強くする。もっとも、関係が一対多またたは多対多となる状況（つまり集団的関係とか）や相互の関係の効率とか実利のみに限局される、たとえば行動療法のような状況では、話は別になるであろう。また、一定の治療成果をふまえてそれ以上の進展を望まないばあいなら、操作的態度は許される。もうひとつ、「クライエントの過去の外傷因となった人格と治療者は違う人だ」という修正性の表現は、ある程度許されると思う。

転移／逆転移はそれだけを抽出して考えると、閉じられやすい関係である。そしてこの関係は閉じきってはいけない。そうなると治療効果はなくなってしまう。この関係はほどほどに外に開かれている必要がある。逆にいえば、転移／逆転移のみで治療が成り立つのではない。エンジンだけでは車は走れない。この限界は心得ておくべきである。

解釈という作業は、生活史のみの次元における解釈、転移をふまえての解釈、そして逆転移を加えての解釈、と三つに区分できる。そして解釈の効率はその順に落ちてゆく。端的にいえば、転移／逆転移抜きの解釈、つまりクライエントの生活史の諸側面を関連づける作業のみによって良くなるクライエントはたくさんいる。「生活史・転移・逆転移」を要約すると、もし生活史の次元のみで解釈ができて治療が完結するならそれでよい、そうでないなら転移解釈の段階へ移行する、そこで済むならそれでよいが必要上やむをえなければ逆転移を問題にする、というように考えるべきである。また、転移をふまえての解釈は、生活史へと押し戻し、逆転移の解釈材料は転移および生活史の段階へと押し戻して解釈するのが理想である。要はクライエントがみずからの生活の歴史を再構成しうることが重要なのである。転移／逆転移はそのための手段である。ただしこういっても、少なくとも転移を無視しての解釈は事実上不可能であろう。

また、逆転移を介しての解釈ということについては慎重を要する。まず治療者が逆転移を自覚せざるをえない状況というのは、治療関係が相当動揺している状況であり、クライエントの洞察能力にも問題がある状況である。そういう状況での解釈は、かならずしも効果があるとはいえない。逆転移に対しては、まずその存在を自覚し、その一部をクライエントに伝えつつ、治療者はむしろ守りにまわって治療関係を維持するという態度で接するのがいちばん良いと思う。くれぐれも「逆転移の解釈一発で起死回生の逆転打を」などとは考えないようにするべきである。

逆転移についていえることは、転移についても程度の差こそあれ同じことがいえる。転移現象が出現するということは治療のチャンスでもあるが危機でもあるのである。逆転移を強く自覚せざるをえないということは、この危機性がより深まったということでもある。

治療の外部と内部

この論考を結ぶにあたって、治療の外部と内部について述べてみたい。ここで私が外部あるいは内部というとき、独特のいいかたをしているから注意してほしい。転移／逆転移とは、クライエントとそして一部治療者の歴史が治療関係という現在に収束された（あるいはされつつある）状況である。この状況は「いま・ここに」「わたしとあなた」そして「する・させられる」という言葉によって表現される。この状況を「純然たる内部」と私は定義する。それ以外の治療力動はすべて、なんらかの意味で外部なのである。そして、この外部のほうが治療にとってはむしろ重要といえる。少なくともこの外部を除いて治療は成り立たない。転移／逆転移が収束をめざす内部性にしても、一定のところで反転して外部へ展開するから治療が可能なのである。以下、治療過程において外部とはたとえばどのようなものか、私の経験則を述べてみよう。

・治療を進めてゆくうえでクライエントの生活状況がある程度のレベルに保たれ一定の社会的関係が維持されている必要がある。職業生活、それがだめなら交友関係、それがなくとも家族の存在があるべきで、せめて親だけでもクライエントの側にいてほしい。当然のことだが、周囲が治療に協力的なほうがずっと成果が上がる。そしてクライエントの周囲に人間関係がないばあい、それを人為的に作る必要がある。精神疾患とは、社会からやむをえずして（また求めて）孤立することである。しかしこの孤立が進展しすぎたら治療は不可能になる。

・クライエントが他者への思いやりや配慮を示せば示すほど治療の成果はよいものである。治療はある意味でこの思いやりを醸製促進する作業なのであるが、クライエントが他者への思いやりをあまり示さないばあい、治療は難しくなる。

・治療に際して、性対象の発見あるいは再発見の意味は重大である。私の治療体験によると、うまく性対象との関係をつくりあげたクライエントでは、まず治療が成功する。また、治療に治療協力者 co-therapist を参加させるばあい、それが親であるときはあまり成果は上がらないが、配偶者だとその役割は非常に有効になる。

・通常、行動化という現象は治療にとって否定的なものとみなされがちだが、私の印象としては、ほどほどに行動化を起こしてもらうほうが治療はやりやすい。行動化とは、クライエントが自己の葛藤を外の世界で表現しつつそこで新しい生活世界をつくりあげる作業なのであり、この種の行為は治療が成功するためには必須である。換言すれば、クライエントは行動化によって治療の外に脱出する必要がある。

・陰性感情の表出の場は、治療契約とか行動化などを主とするほうが治療はうまくゆくと述べた。つまり陰性感情は治療者自身の人格、つまり治療者とクライエントとの「わたしとあなた」という関係に収束しすぎるのは好ましくなく、むしろその外部にある程度発散しているほうがよい。

解釈にはいろいろな局面がある。現実生活の事情と過去の個々の体験の不自然さを整理し各局面を関連づけ疎通させることも解釈である。過去から現在の生活にいたる経験の総体を歴史という。この歴史を治療関係へと結びつけることが転移／逆転移解釈である。この転移の延長上に「わたしとあなた」という状況が成立する。こう考えると、解釈の対象としては大きく分けて「個人の歴史」と「わたしとあなた」という二つの局面があることになる。後者からみたとき、前者つまり個人の歴史も一種の外部である。

そして治療は歴史から「わたしとあなた」へと進行する。逆にいえば、個人の歴史が開陳されなければ「わたしとあなた」という状況も成り立たない。前者を欠いて後者が突出することもあるが、こういうとき治療の成果が良いことはまずない。そして、個人の歴史（つまり反省的に想起された経験の総体）が整合的であり了解しやすいほど転移解釈もうまくゆく。換言すれば、個人の歴史の存在によって「わたしとあなた」という関係は保たれているのである。

クライエントの歴史がくたびれ、傷つき、汚れているから、それを治療関係という容器のなかで癒し、揉みほぐし、洗濯するのである。しかしいつまでもそこに留まっていてはいけない。新しい歴史をつくるべくクライエントは治療関係の外へと投げ返されねばならない。したがって解釈は、歴史から「わたしとあなた」へ収束する方向で成されるとともに、逆方向にも展開されねばならない。

このように歴史と「わたしとあなた」つまり過去と現在を疎通させることが解釈であるが、両者が単純に結びつくわけではない。かならずそこに行動が介在し、それによって新しい世界が切り開かれる。行動化の意味はそこにある。同時にそこには、ある種の価値判断が入る。解釈する側もそれを受ける側も暗黙の価値基準を背後にもっている。治療者からクライエントへという方向からみたばあいこの作業を指示というが、指示は、一定の局面では必要である。

以上、治療資源としての社会的関係と思いやり、性対象の存在意義、行動化の必要性、治療契約の意味、解釈における個人の歴史という側面の比重、そして指示の必要性などなど、治療にとっての外部性をとりあげてきた。これらの外部は、いわば層をなして内部へと収束してゆく。結論的にいえば、転移／逆転移解釈は、この外部と内部を疎通させる試みである。そして究極の内部とは「わたしとあなた」の状況であり、この局面では解釈は成り立たない。そこで必要とされることは「ともにあること Miteinandersein」のみである。ただし、この純然たる「ともにあること」に長く耐えられる個人はいないことも事実なのである。

転移の特殊形態としての恋愛性感情転移についてすこしふれておこう。私の経験としては、紛うかたなき恋愛性感情転移は過去一例のみである。ただし憧憬とか甘えあるいは媚態が目立つケースはもっと多いようだ。逆に行動化の形態としては、恋愛性の行動化は非常に多い。すでに、治療において陰性感情転移はけっして少ない現象ではないと述べた。以上のことを考慮すると、治療関係という内部においては攻撃感情が表に出やすく、性的感情は治療の外部で表現される傾向があるともいえる。内部としての治療関係は、事象性を消失した一種の虚構であると考えるとき、性愛あるいはエロスとは、現実を模索するものでもあるようだ。

また、かならずといってよいほど陰性感情転移を出現させるケースがある。それは身体像の変容を訴えるクライエントと治療者とのコミュニケーションギャップを訴えるクライエントである。このことは念頭に置いていて損はしないと思う。

補遺　私のいわんとすることは以上のとおりであるが、転移／逆転移という現象を理解する鍵は治療の外部性を理解することにあるように思う。外部性とは、他者性といいかえてもよい。転移／逆転移の出現は、この他者性が一部消失して「わたしとあなた」という関係に吸収されることによって生じる。他者性の消失とは、他者との関係によってのみ成立する個人の意識の事象の膨らみの消失でもある。著者は、転移／逆転移の究極のかたちは、治療者がクライエントの葛藤あるいは狂気に巻き込まれて治療者自身が同様の状態に陥ることだろうとも思っている。逆にいえば、転移／逆転移が治療にとって意味をもつためには、治療者はつねに他者性を維持するよう努めなければならない。他者でありつつ一部それを放棄する、そしていつでもその他者に帰りうる。このことに技法論の要諦があると思う。

（1）Epstein, L. et al. *Countertransference*, Jason Aronson, 1979.
（2）Greenson, R. *The Technique and Practice of Psychoanalysis*, International Press, 1967.
（3）中本征利『存在と性』（勁草書房、一九八四年）。
（4）中本征利『精神分析技法論』（ミネルヴァ書房、一九九五年）。
（5）中本征利『精神分析療法における攻撃性の研究』（蝸牛新社、二〇〇二年）。
（6）Rosenfeld, H. *Impasse and Interpretation*, Tavistock Publication, 1987.
（7）Searles, H.（1979）松本雅彦他訳『逆転移　1』／田原明夫他訳『逆転移　2』／横山博他訳『逆転移　3』（みすず書房、一九九一～一九九五年）。

第六章

関係性に生きる心理臨床

——臨床イメージ研究の視点から

藤原　勝紀

本章は、行動療法的イメージ法ともいうべき三角形イメージ体験法を開発し著効をあげた著者（当然、精神分析の専門家ではない）がみずからの臨床経験を踏まえ、一般に転移／逆転移という言葉で説明されている臨床的現象について、考えるところを述べたものである。そのかぎり広義の転移／逆転移の意味が論じられている。しかし、そもそも本書が編まれることになったのは、「あとがき」にも述べたように、転移／逆転移を単に精神分析療法に限定された現象としてではなく、心理治療全般に生ずる臨床的事実としておさえる必要があるのではないか、という認識によっている。だから分析家自身にとって、こうした分析家以外の転移／逆転移論はかなり参考になるのではないか。もちろん非分析家にしてみれば、自分たちが日々の臨床で経験していることを転移／逆転移という言葉で整理しようとすればこういうことになるのか、ということで大きな示唆を受けるのではないか。立場・技法の異なる者どうしがなんらかのかたちで共通の土俵に立つという意味で、かなり刺激的な内容になっていると思う。

はじめに

「転移／逆転移という言葉が存在しなければ、はたしてそれが指示するようなこころの事実は存在しなかったのであろうか？」という疑問が、私の内界で大きな課題になって蘇ってきている。この「課題が気になって頭を離れない」というイメージは、どこか頭の上辺の外部にあって頭の内部とつながっていて、想起すると内部がフワーッと膨らんできているような身体感覚感（体験感）がする。実際、この課題にまつわるイメージは、私の心理臨床の道程の初期から今日にいたるまで、そうとう古くから染み込んだテーマであると感じている。

転移／逆転移という言葉から誘発されたと思われる、半非日常的な実感を折々に体験しながら暮らしていると、言語によって外部から内的な世界を想定し規定しているような、それを内部からみれば、もう抜き差しならないほどに内的な世界が言語にからみついてしまっているような、そんな感触を体験しながら諸々のことが想起されてくる。そこには確かにさまざまな感覚や感情がまつわりついている。この感覚・感情体験をさかのぼるとき、言語や言動を釣りの浮きに相当するものとたとえてみると、糸で確かにつながっていて、なにかが掛かっていることは確かだけれども、なかなか釣り上げるのが難しく、いっこうに離れもしない、といった感触である。そこで何が掛かっているか（あるいは何物も掛かっていないということも含めて）という内容は第一義的なことではないように思うので、ともかく、つ、な、が、っ、て、い、る、という事実がことのほか重要であると思える。

ところで精神分析療法では、分析室のなかで分析者と披分析者が、列車に同席して車窓の景色を眺めながら旅をするようなものとたとえられている。その景色を披分析者が独特の神経症的な感情がまつわりついた過去のこころの風景として経験し、それが同席する分析者との分析関係に感情体験をともなって投影され現われてくるようになる。そうした分析関係のことを転移関係とよび、そこで体験される状態を転移神経症とよぶということである。

こうした現象を考えてみると、披分析者が分析者との現在の関係において、そこに固有の過去の感情体験を映し出すことによって、過去体験を再体験するという現象であることがわかる。これは同時に分析者にも生じて不思議でない。すなわち、被分析者に照準をあててみれば転移、分析関係においていわば二次的に生じる分析者自身の転移が逆転移現象であると考えられる。つまり、転移現象についてどちらの側に照準をあてるかによって規定されているわけで、この現象の心理的なメカニズムは基本的に共通性があるということである。このように転移／逆転移という用語は、分析関係が直接的で相互関与的な力動的関係そのものであることを端的に示す象徴的概念であることがわかる。

重要なことは、いま・ここでの人間関係に過去の人間関係における様相が反映されるという事実であり、直接の人間関係状況（分析関係）においてこのことが生起するという事実である。そして転移という現象は、いま・ここでの人間関係において生じる、基本的にはみずからの内面との関係において生じる現象である。つまり、他者との関係を通じてみずからの内界ないし過去体験と関係する、そうした人間関係のスパイラルで相互関与的なメカニズムに関連したテーマであることがわかる。しかし転移／逆転移現象は、それが過去の刺激それ自体に対するものでも内容でもないという意味で「疑似体験」であり、いま・ここでの人間関係における感情体験という意味で「現実体験」である。

治療者に生じるとされる逆転移現象は、分析関係における肯定的・否定的機能のいずれと評価するにしても、相互関係・関与という動態としての人間関係状況で生じる現象である以上は、簡単にどちらかと固定的に評価できないし、アプリオリに意味づけられるとも考えられない。問題は、人間関係に生じる転移／逆転移という心的現象を普遍的な事実と考えるかどうか、分析関係や心理臨床関係において、この現象が人間関係一般とは違った固有の有用な意味をもつと考えるかどうかにあるのではなかろうか。

つながり・結びつきというこころの事実

はたして、すでに釣糸はつながっているという事実が、重要なこころの事実なのだと思うのである。そしてこの事実について、竿の微妙な感触をとおして知ろう・注目しようとしている釣り人であるもう一人の私がいる、という事実があることも自覚している。

ところで、何かと何かがつながっているといったことにまつわる内的なこころの事実について、それを転移とか逆転移とよぶのだとすると、それは単なる命名ないし説明ということになるであろう。また、それがこの糸で結ばれるわけを含む説明であるのならば、それは解釈ということになるのであろう。そうした事実の説明や解釈は多様であってよいと思う。しかしそこに、魚であれば正当とし藻屑であれば不当ないし無意味とするような解釈の道理が登場する道が開かれる、というところに重大なテーマがあるのではないかと考える。

この道理は、いずれにしても竿をあげて釣れてくるものを確認しないことにはわからない。つまり、結果論にすぎないにもかかわらず、魚が釣れた事実をもってあたかもこの道理が正当であるかのごとく語られるようになると、藻屑のばあいには釣れたという事実があたかもなかったかのごとく過小に評価される、といったようにである。こうした道理が繰り返し正当化されると、いわゆる教条主義が活性化し、事実に忠実で伸びやかな思考が停滞し固執的になる。このように「つながっている事実」をつながった内容や結果から評価するのでは、事実についての一部の説明にはなっても、本質的な説明とはいえないし、浮きと釣れたものをつなげている「糸そのもの」の説明にもなっていないと思われる。

大切なことは、魚であれ藻屑であれ「なにかが釣れているのではないか」という実感体験について考察するとき、浮きとそれらがつながっているという内的事実に関する知見ではなかろうか。また、つながりはどのようであり、可変的なものなのかどうか、あるいは、なぜつながるようになったのか、といった心理的事実に注目することが重要なのではなかろうか。さらには、このような事実を竿からの感覚をとおして嗅ぎ分ける主体の「手応え」とは、いったいどのように位置づけられるのかと考える。「関与しながらの観察」という、直接の人間関係そのものに基礎をおく心理臨床面接の営みにおける、宿命的だが魅力的な根本課題を想起する。

以上から、転移／逆転移の課題とは、魚か？藻屑か？といった内容から語る問題なのではなく、それらのあいだに存在するなんらかの「つながり」とか「結びつき」というこころの事実に関する、動態としての人間関係における「関係性」を生きる臨床体験上の課題ではないかと思われる。

転移という言葉との出会い

心理臨床の道に進みはじめた大学生のころ（たぶん一九六七年）、桜井図南男先生（故人）がさりげなく招いてくださったある精神医学大会の「精神療法における治癒像の問題」というシンポジウムに参加する機会があった。池田数好先生が司会で、精神分析（西園昌久氏）、森田療法（鈴木知準氏）、集団療法（池田由子氏）、分析心理（河合隼雄氏）、現存在分析（三好郁男氏）による討論のあと、フロアの大先生から「治療中の女性患者から好かれて『お茶を飲んでほしい』と喫茶店に誘われたらどうするか？」という質問があり、笑いが起こった。しかし演者の先生方は不思議なほど真剣に答え、ユング派の河合氏だけが「治療者の慎重な決断によって、応じることもある」と答えられたのが印象的だった。ごく日常的で俗世間的な印象をもったこの質問が、転移の問題に関する重大な学問的課題であることを知った。これが、この概念との最初の出会いである。

大学院生になって某予備校の寮カウンセラーをしていたときの事例を想起する（事例①）。

ひとりの魅力的な女子寮生との面接経験である。彼女は「古い家屋の床の間のある一室で寝ていると、大きな古武士のような鎧をつけた大男が立っていて、そしてスーッと外に消えた」と言う。「そのために恐くて眠れない」と訴えた。夢なのかどうか真偽のほどは不明確であるが、彼女のこころのなかでは確かな事実であり、夢か現実かをめぐる面接が続いた。そのうちに彼女は、胸の膨らみを強調するような白いセーターで熱心に来談するようになり、いつのまにか不眠不安はどうでもいいような話題になって、それにかわってもっぱらカウンセラーへの個人的な関心が中心になっていった。あるとき彼女の父親が「娘から『カウンセラーに会ってほしい』との依頼を受けた」と来談した。その後、彼女は「わたしは結婚できないかもしれない」という不安を訴えたりしながらも、次第に面接場面から遠ざかって受験勉強に向かっていった。面接に来なくなって以降、彼女の母親から「娘はいたって元気だ」との報告と丁寧なお礼の電話があり「末長くよろしく」とのことであった。なんだか結婚相手と思われているような感じだった。

この事例から、これがいわゆる転移性治癒とよばれる臨床的現象なのではないかということを学んだが、私には、こうした現象的な事実が専門的なことなのだろうかという疑問が残った。すなわち、これは一般に信頼関係とよんでもよいと思われ、相手を信頼するということは、ちょっと相手を好きになり、面接者もいつのまにかすこし相手に好感をもっていることに気づかなくしては成り立たないような人間関係の状態のことであり、なにも専門的な面接でなくても、いくらでも生じていることではないかと考えた。それを転移／逆転移というのだとすると、専門家としてのアイデンティティとは、特別な専門用語を使うことにすぎないのだろうかと思えたのである。しかし心理面接では、どんなクライエントに対しても初回面接から魅力的と感じるとはかぎらないし、また、相性がよくないと感じることがあるという事実にもよく注目することが、とても重要な課題であることを素朴に感じてはいた。

逆転移という専門用語にふれる

その後、開設して間もない九州大学医学部心療内科で研修する機会を得た。心理インテーク面接の実践的な研修である。簡易ＣＭＩ調査票へのチェックに基づいて、クライエントの訴えに傾聴し、あとで行なわれる医師の診察のために、心理的な要因についての診断補助資料を提供するための面接である。

次は、数多く並んだカルテのなかから順に選んで面接をしていたころの、私自身の例である（事例②）。

研修を始めてから二、三ヵ月たって次第に要領も覚えたころに、興味深いことに気づいた。それは、自分の母親と同じ歳頃の中年ないし更年期女性のクライエントを、無意識的にうまく避けて面接していることであった。そこで改めて気づいたことであるが、研修の最初のころには、いわゆる更年期障害とされる不定愁訴を中心とした訴えを聴いていることに、なにか心地よい良心的な感じがしていた。息子や娘が成長して家を出たあとに残された母親の心境を聴くことに、むしろおおいに関心を寄せていた。しかしいつのまにか、そのうちに、そうした話題を出しそうなクライエントを避けていたことに気づいたわけである。「親にとってはそうかもしれないけれど、息子・娘にだって言い分はある」と、そんな心境になっていたことに気づいたとき、こうした知らず知らずのうちに行なっていたみずからの傾向に苦笑した。

心理臨床を始めたばかりのころの新鮮な一喜一憂する経験のなかで、興味深いことに、面接におけるこうしたみずからの傾向への気づきのあと、不思議にも、更年期・中年や初老のクライエントとの面接にスムーズな取り組みができるようになり、むしろ青年期心性との類似性やライフ・サイクルにおける一般的な発達危機として、積極的で肯定的にとらえる観点から訴えに傾聴することをこころがけるようになったと感じたことである。それは、更年期のクライエントへの興味や関心が増したわけでも、実感として好きになったわけでもなかったにもかかわらず、私自身の面接態度の変化として、自然に、確かに生じたのである。

こうした事実はすなわち、面接者がみずからを被面接者とした体験的な臨床的事実であり、おそらく逆転移の課題が素朴に顕在化した現象なのだろうと考える。そして、この問題はいまも解決したとはけっして思えないけれども、面接者としてこのことに気づくということが面接関係を人知れず大きく変化させることになる、という重要な臨床実践的な経験として鮮明に蘇ってくる。同時に、臨床実践上の教育分析やスーパーヴィジョンの重要性を想起する。

転移／逆転移が無分別な面接関係

大学院博士課程になって、ある伝統的な精神病院で心理臨床実践に携わることになった。それから数年たったころに、主治医が転院するというので、青年期の対人不安の女性クライエントを引き受けることになった（事例③）。

極度の人見知りが主訴で、家族関係以外に人間関係がない二十代前半の女性。治療者の変更がきわめて困難な方であったが、不思議にも心理臨床の私には了解したということであった。その後、彼女が外来面接を熱心にするようになったころ、不眠や食欲減退などが激しくなり心身症様の状態になった。面接場面では、なにか近づいて囁くように話し込んでくるようになり、ため息をつくたびに私には口臭がたまらなく感じられるようになった。ちなみに、この事例でも母親が来院し「社会人として生活できるようになるまでよろしく」と述べられ、なんだか娘の結婚相手に見たてられているような感じを受ける経験をした覚えがある。

あまりに接近されすぎているような感じに距離をおき、また、自発的な社会適応を促進するために、そして口臭から逃れることも正直な気持として自覚しながら、自律訓練法による自己訓練的な技法の導入をはかることにした。彼女は了解し、診察台に仰向けになって深呼吸法を行なったが、なかなかうまくいかなかった。彼女の腹部が上下するようすに注目しながら、この回だけは指導した。数回後の面接で腹部の圧迫感を訴えるようになり、ふたたび「深呼吸がうまくできない」と訴えた。「実地に練習したい」と自ら診察台に仰向けになり「腹部が温かくなるように手のひらで触れてほしい」と要求した。私は手のひらを腹部からすこし離してかざし、腹部を見つめながらゆっくりと深呼吸を見守ることにした。彼女がときどき薄目を開けていることに気づきながら行なった。彼女は「腹部がとても楽になった」と喜んだ。

その後の面接では「症状が軽快した」と述べ、自律訓練法とくに深呼吸が効果的であることを評価したが、一方では、その訓練を面接で要求し、それを拒む面接者への不満を次第に表明するようになった。かってに診察台に寝転んで自律訓練を行ない、それを黙って見ている面接者に「腹式呼吸がうまくいかないので手のひらで触れてほしい」と要求し、それを拒否する面接者への不満がやりとりの中心になった。怒って、面接途中で中断するようなこともあったが、面接には熱心に来談するのが印象的であった。

こうした面接経過の後に、寝転んだ状態での面接形態やその要求が終息すると、それに代わるように、クライエントは面接に手紙を持参するようになった。そのうちに面接日のまえに手紙が届くようになり、面接で直接にその返事を要求するというかたちへと発展していった。その手紙は、面接者への詫びと不満が交錯する信頼関係の再確認といった内容が中心であったが、雑誌や週刊誌での性的な内容の綴じ込み頁が破り取って同封されていた。数カ月間こうした状態が続いたあと、クライエントは軽快し、はじめて仕事を探すようになった。ただしこの仕事探しには、あくまでも「一人前の女性として自立して面接者といっしょに暮らすため」という主張が込められていた。それは面接者が既婚だったこともあってか、結婚要求ではなかったが、そうとう凄まじい迫力を感じさせるものであった。

その勢いとともに、クライエントはケーキ屋で仕事をすることになり、そこでの苦労談を支持的に受容しながら、人間関係の技術的な面についての指導や助言によって適応を果たしてゆくようになると、次第に「仕事の都合」との理由で電話での会話が続き、それも途切れがちになった。数カ月が経過したころ、突然「お礼を」と言って、見違えるように魅力的でほのかに上品な香水の匂いを漂わせる女性になって登場し、そうとう年配用のネクタイのプレゼントを持参した。それ以来まったく訪れなくなった。「この数年の面接は、わたしの青春です。いまはまだ若く二十七歳でよかったと思います。この年代から面接が始まっていたら、大変なことに先生もわたしもなっていたでしょう」との最後の言葉が印象的であった。

転移／逆転移の課題を考えるうえで、激しくかつ印象深い心理臨床の面接体験であった。気づくことはとても大事なことである。しかし、転移／逆転移の現象とりわけ逆転移は、本来的に意識化されることが困難とされているだけでなく、気づくのが遅れたり、気づいていてもそれを肯定的に機能させることが至難であると思われる。たとえば転移現象の表出は、面接者に面接関係の進展としての肯定的な印象を与えやすいだけに、その面に傾注するあまり、そこですでに表出されている逆転移については、面接者の盲点になったり過小評価されやすいのではないかと思うからである。ちなみにこの事例からは、催眠療法における「催眠誘導過程自体の人間関係的意味」という古くて新しいテーマを深く考えさせられた。

こうした避けられない転移／逆転移を窮わせる面接関係に陥った事例は、しばしば病理的な水準からみて困難例とされることが多いように思われる。しかし転移／逆転移現象は、それが人間関係的に生じる現象であるかぎり、簡単に病理水準の問題だけからは考えられないのではなかろうか。病理水準が重篤であることと、面接関係的にみて困難事例であることとは簡単には対応しないように思うからである。すなわち、病理水準からみた治療困難度と面接関係からみた事例困難度とはかならずしも対応しないので、心理臨床的には、むしろ事例性からみた実際臨床面接困難度という観点が重要ではないだろうか。たとえば、病理的には重篤とされる統合失調症（破瓜型分裂病とされた）を生きる受動的なクライエントとの面接におけるよりも、登校拒否や家庭内暴力事例などとの面接関係のほうが、はるかに困難性を経験することが多いという実際臨床上の事例性困難度からの観点を提起するものである。この観点からみると、より深い無意識世界が意識化される困難性という一般論によって「意識され顕在化した世界はすべて、より浅い無意識層のことである」とただちに考えることはできない、という提起でもあると思われる。

ともかく転移／逆転移の困難な課題が面接関係の実際問題となったばあいには、その関係を続けて生き抜くしか方途はない。そして、その関係から適応の方向を見通してゆくには、当事者が、面接関係という器をよりどころに、関係が続いているかぎりは後退していないと考え、みずからの内的な課題として修正体験してゆくしかないのではなかろうか。そのプロセスは一様ではなく、まさに個別の主観的で相互関与的な事柄であると思うが、確実なことは、面接関係を通じて体験的に変化する内的なこころのはたらきによって進展するということである。なぜなら、たとえ至難な転移／逆転移の課題であっても、それはあくまでも面接関係において生じた現象だからである。しかし内的なこころの世界には、面接関係という器を越える可能性を全面的に否定できない面があることも想定される。すなわち、この面接関係の困難性が、クライエントにも面接者においても、人間として内界を生きるうえでのそれぞれに固有の困難な無意識上のテーマに関係しているかもしれないからである。こうした点から、心理臨床における負の可能性（危険性）の問題について、面接関係という器のリアリティとの関連で検討する視点が重要ではないかと考える。

おそらくすべての面接関係で、程度の違いはあっても転移／逆転移現象が展開しているに相違ない。多くの事例では、適度に自律的な信頼関係の様相のままで被面接者が自ら修正体験をして終息させているものと思われる。その終息させる主体の内的な力量は、面接関係についての現実吟味力であり、自我の強さとか健康さとか自然な発達力などとよばれている「自然な自己回復機能」ということになるであろう。その基底には、未分化で心身相関的な混沌とした内界それ自身が備えている、人間のこころのナチュラリティへの方向性が存在するのではないかと思われる。本質的には、その不可思議な力によって面接関係が支えられている、という事実に直面する臨床的な実際体験を通じて考えるとき、直接の面接関係において、ともかく当事者として「関係性」に生きつづけることの重要性を痛感する。

転移／逆転移体験と関係の距離感

クライエントから好かれたりクライエントを好きになったりする人間関係上の実際問題が、転移／逆転移とされる現象にかかわっていることは確かなことである。しかしこの現象は「面接関係における信頼関係」と一般的によばれる範疇にあるにしても、つねに肯定的な意味をもつとはかぎらないので、簡単に信頼関係と同一視するには無理がある。そこでもっと素朴に「人間関係上の好き嫌いの問題」と考えてみると、恋愛関係が想起され、転移性恋愛という概念が、異性のクライエントとの関係だけとみなされやすい面がある。しかし恋愛感情とはいっても、同性愛をとりあげるまでもなく、好きになったり嫌いになったりするような人間関係上の現象は一般的に存在する。したがってこの転移／逆転移という現象は、大人における性愛的なものとみなされやすい恋愛という現象と同一視するにも無理がある。このように考えると、転移／逆転移という現象は「理解されたい／理解したいといった人間理解の課題」と考えたほうが納得しやすいようにも思われる。

ひとつの例証として、二十数年の関係が続いているケースをあげてみよう（事例④）。

統合失調症と診断されたそのクライエントが、数年後、私に次のように表明したことがある。「初めての出会いの場面は、初対面で先生（面接者）が『来たくなければそれでいいんだ、ここは君しだいなんだ』と言ったことだった」。その男性クライエントにとっては、周囲のこれまでの治療的な役割の人々が、至極当然のように「面接関係を結ぶことになっている」というように対応してきていたので、面接者の「君しだい」という表現がとても新鮮でショッキングに感じられたということだった。彼は「信頼してもよい人だ」と思って来談を決断したらしい。多量の薬物投与を受けていた治療段階でもあり、そうとう深刻な非反応状態だったが、この点だけには驚くほど敏感な反応をしていたことが、あとになって確認されたわけである。この病理の人間関係上の表面上の鈍感さとは裏腹に、いやむしろそれゆえに、人間関係への敏感さを現実生活力として身につけていることを実感させられた。

さきに紹介した事例③の女性クライエントとの面接関係にみられた転移／逆転移の課題は、面接関係における心理的な距離感の課題ではないかと考えるにいたった。この距離感とは、面接実践における感覚的・体験的な領域の課題である。心理臨床面接の場面に登場するクライエントは、さきに述べた人間関係についての現実吟味力が低下しているか、もしくはこの事例④のばあいのように、通常以上に過敏になっているか、いずれにしても人間関係に特別な神経症的ないし特別で微妙な配慮が求められる状態にあると考えられる。面接者は、面接関係の実際において、この微妙な配慮に基づいたある意味で非日常的な関係能力が求められる。しかし面接の実際では、事例に関するあらかじめ身につけた臨床的な留意事項や理論的な知識がほとんど役に立たないということに直面する。釣りでいえば、浮きの動きに気がつくだけでは役に立たず、どうしても釣り人自身の勘とかコツに頼るしかないということになる。

浮きが反応すればそれは何かが釣れる可能性を示している、という知識は正当な理解であるが、それが実際に実現し意味のある理解になることとを同一視することはできない。こうした問題が臨床面接の実際で必然的な課題にどうしてなるのかを考えると、それはこの距離感といった面接関係上の課題が、本来的に主体の感情体験にかかわるテーマだからであろう。クライエントへの特別で微妙な面接関係上の配慮とは、クライエントの感情体験領域での傷つきや危険感の過敏さへのセンスによって、クライエントのこころを傷つけない・害を与えないためのものであると考えられる。このセンスは同時に、面接者自身の内界のためにこそ必要でもあると考える。感情体験を理解するセンスが知的理解のセンスとは異なるということは、一見して自明の課題であるようにみえて、じつは面接関係においてつねに困難な問題として立ち顕われてくるという事実に直面するにつけても、クライエントのみならず面接者を含むむしろ人間理解に普遍的な課題であると思う。

面接者が人間であるかぎり、生来的にこのセンスをもちあわせ、それが面接関係で顕在化する可能性をもっているということは、そのセンスが面接関係において肯定的にも否定的にも顕在化する可能性があると理解することが重要になる。そこで、否定的なセンスは可能性のままに内にとどめ置き、肯定的なセンスは可能なかぎり顕在化させることができれば、と願ってもよいであろう。しかし面接者もまた、みずからの内的な感情体験についてそれほど自覚しているとは思えない。そこで、面接関係において顕在化した感情体験に気づくことを通じて、その人間関係的な機能の意味を考えてゆくセンスを磨くしか方途はないように思われる。面接関係のなかで、遠慮深くかつ内省的に自らの感情体験に触れながら関係を続ける方途である。

面接関係における距離感のセンスを磨くことは、すなわち相互の感情体験に触れながら臨床センスを磨くということである。それは、面接関係の実際を通じての「関係性」を続けるなかで、直接体験的に身についてくる生きた人間関係能力であると思われる。クライエントから学ぶというとき、何を学ぶかをつねに自己吟味すること、そして「関係性そのものから学ぶ」学びかたに努めることが大切ではないかということを痛感する。

感情体験に注目することに関する、ひとつの心理臨床学的視点

以前私は、行動療法における系統的脱感作法を試みるなかで「脱感作の課題とは、主体が体験している過剰な感情反応を低減させることである」と素朴に考えて例証することを試みた。この感情反応すなわち感情体験領域に注目する面接関係の視点が、転移／逆転移の課題を学ぶための一助となるのではないかと考え、次の事例からそれを試みることにする（事例⑤）。

ある口臭不安のクライエントに、まずは刺激群を中心にした不安階層表を作成した。数種類のリスト群が完成すると、それらの刺激群に対応する不安反応を取り出して、不安反応だけによる独自の階層表を作成した。そこで脱感作操作のための弛緩訓練をしたあとで、不安反応の最下位項目を体験するために「刺激項目は自由に想起してよい」として、不安体験の感じが出たことを確認して脱感作操作を行なった。こうした手順で、不安反応としての感情体験を面接場面で確認しながら、不安反応に関する階層表の下位から順に脱感作操作を行なうことによって、症状の消失を確認した。クライエントが想起した刺激や刺激場面は、不安反応項目の感情体験を想起するために適切であればよいわけであるから、さまざまな不安階層表の刺激項目群から適宜に選択して用いられていた。

こうした臨床的事実から、心理治療的な操作対象としてのターゲットは、刺激内容や種類にあるのではなく、不安反応つまり感情体験の内容と程度にあると考えられる。行動療法の基礎理論からすればS→Rつまり刺激中心となるが、じつは不安反応中心つまりR→Sという視点が重要であるということである。この観点でみれば、通常の面接では、クライエントの訴えを感情体験に注目して傾聴し、その明確化の必要性に応じて刺激内容や場面にも注目することになる。また「同じような刺激に対してクライエントがどのように固有の感情体験をしているのか」「そうした感情体験状況が基盤になると特別に神経症的な意味づけが外界刺激に与えられるようになる」といった理解の道筋をたどることが容易になると考える。こうした視点は、転移／逆転移現象を考えるばあいにも、過去のトピックや刺激内容からではなく、いま・ここでの感情体験が過去の感情体験との関連で再体験されていると考える、といった自然な道筋を開くことになると思われる。次の事例はひとつの例証である（事例⑥）。

ある青年が住み込みで新聞配達をしながら学生生活を送っていた。勉学上はきわめて困難な生活形態にあったが「絶対に親から仕送りを受けない」と意地になっていた。極度の対人緊張を主訴として来談していたが、親からの支援を勧めたときに、身体を震わせながら異様な怒りを面接者に示したようすから、次第に性格障害の疑いをもって面接を続けていた。些細な助言に極端な怒りをときに表明しながらも、アンビヴァレントな感情体験の訴えを繰り返す関係が続いた。現実的な要請から父親からの振り込みを受け入れるようになった際に、数年ぶりに父親に礼状を書いて交信したという話題から、その父親は幼稚園時代に母親が離婚して迎えた義父であることを表明した。高校時代に実父が突然学校を訪ねてきたこと、実父が責任をもつのが当然だとも語った。義父は、非社会的な実父に比べて大人らしいひとであり、養育上の助言や指導もたしかに一般的には正当であったが、息子の心の内にどうしても受け入れたくない怒りのような感情が生じていたことにはまったく無頓着だったと表明した。面接者は、ごく常識的な助言にクライエントが極端な感情的な反応をした相手が誰であったのかを理解できたように感じた。その後の数カ月は、あらゆる日常的な生活スキルについて質問するような面接が続き、面接関係は安定したようにみえたが、現実的な対人関係はいっこうに改善されなかった。あまりに依存的な面接関係が続いたことで煩わしさを感じていたこともあって、ついに面接者への不満と攻撃性が高揚したところ、歯ぎしりするような怒りを感じたときに身体が硬直するという子どものときからの体験があることを語り、頭が混乱してしまう不安を訴えた。

ある日、以前から念のために勧めていた薬物治療を受けるために某精神科を受診した。しばらく医師との関係強化を支持する並行的な面接を行なっていたが、精神分析医であったためか、集中的に治療するためには治療者を一人に選択するようにと提案された。そのテーマについての面接が数回行なわれ、医学的な治療と心理治療を選ぶときは前者を選択するのが原則ということ、心理面接は医学的な治療が終わっても必要があれば続ける用意があることを確認し納得する作業を行なった。クライエントは、治療形態の内容よりは、病院での治療に決めると面接者との関係が断絶しないかとの不安を繰り返し表明した。「わたしはいままでと変わらないし、お医者さんとの治療を充分にやって面接に来ても関係はこれまでどおり変わらない。病院でのよい心の旅をしっかりとやってくることを期待している。一段落したら、面接を続けるかどうかはともかくとして報告にだけは来ることを約束するとよい」といった面接者の言葉に涙を流し、「実家を出るときに親とこんな会話ができていたら……」と語った。

数カ月の精神分析医との分析治療期間中に幾度か、報告というかたちで、不満や修学上の問題などの現実課題について話しに来談したことがあった。そして、相応の生活態度を自己点検する眼を養ってふたたび面接に訪れるようになり、並行的な援助形態が再開された。その後は、稀に些細な助言などに感情を高揚させることはあったが、概して安定した関係が維持された。そのうちに、義父を含めた家族旅行のために帰省したり、さりげなく義父とも話したりもするようになる。母親がかつての日記をクライエントに見せるなどのことがあり、交信がなかったあいだも母親が錯綜した気持で暮らしていたことを知る。そのころからクライエントは「無料ではいけない」と毎回千円を置いて行くようになった。そのうちに支払をしなくなり、依然として続く日常生活スキルの未熟さを訴えながらも、なんとか卒業を果たして大学院に進学し修了していった。比較的実家に近い土地に就職が決定し、面接者とは遠く離れることになった。なお単純な生活スキルの未熟から非適応的状態を繰り返しながらも、生活を続けている。ときどき実家にも帰省するようになり、実父とも再会したりするようになった。じつに漸進的にではあるが、確実に適応への道筋にある。

以上の経過から、このクライエントが、面接者のなんの変哲もないきわめて常識的な助言に突然いわれのない感情体験を表出したこと、精神分析医と面接者との関係のなかでアンビヴァレントな感情体験をしながらも面接関係を相応に生き抜いたこと、こうした面接関係そのものにともなった感情体験の再体験の事実から、そこに転移／逆転移の課題を読み取ることができると思われる。いったい面接者は、はたして実父・義父のどちらと見立てられていたのだろう。面接関係の段階に応じて、実父・義父の両者との関係を繰り返し再体験したと思われるだけでなく、母親心性の再体験もまた大きな面接関係上の基底になったと考える。重要なことは、過去の複雑な親子関係の事実自体が細やかに明確化されたわけではなく、面接関係にともなう感情体験が複雑で細やかに明確化され、その感情体験を手がかりの中心にして面接過程が進展したという心理臨床的事実に注目することではないかと思われる。

臨床イメージ研究から転移／逆転移を考える

心理臨床面接でのイメージ技法のひとつとして私は、指定イメージ法として、「三角形をイメージしてください」と教示して始める特異な技法を検討してきた。この簡素な臨床イメージ法をとおして記述された臨床的現象として、たとえば、初めはなんの変哲もない三角形のイメージをたどりながら一定の手続きを進めてゆくうちに、この三角形イメージをめぐって多様な感情を帯びた体験がなされるようになり、クライエントが訴える困った感情（神経症的な不安・緊張体験）内容と類似ないし同一視されるようになってくると、そこに「三角形神経症」のような臨床的現象がつくられてくるという事実がある。面接場面でこのような現象が操作的にできてくると、この三角形イメージ体験が、三角形イメージを手がかりにした手続きによって操作可能になってくる。そして不安・緊張体験が消退することによって治療効果が得られるならば、この臨床的現象は治療的事実とみなしてもよいと考えた。

三角形イメージをめぐってなされる感情体験の内容が、それまではまったく訴えられていなかった、当人も気づいていなかった感情内容であったり、快適な感情内容であったりしてもなんら差し支えない。重要なことは、なんの変哲もない三角形イメージが、特別でクライエントに固有の感情体験と結びつくという心理臨床的事実であり、こうした結びつけ関連づけをする主体のこころのメカニズムが存在するという心理学的事実である。

結びつけ関連づけられるクライエントの感情体験も、それを結びつけ関連づける主体のありかたも、ともに、クライエント自身の内的な心理的現象であるかぎり、その内容にも関連づけかたにおいても、クライエントの内的世界の事実以上でも以下でもないであろう。すなわち、その内容や関連づけかたという心理臨床的事実として、そこにクライエントの過去体験が現出しても不思議はない。この三角形イメージ体験をとおして、精神分析でいうところの「過去の外傷体験内容」や「過去における事象についての感情体験の結実のしかた」が「三角形イメージ体験をめぐる臨床的現象」として現われても不思議はないと思われる。

このように考えると、転移／逆転移は感情体験転移／感情体験逆転移なのであり、少なくともその心理的現象とメカニズムが存在する事実についてては、なにも精神分析に固有の事実ではなく、三角形イメージによっても生じるような心理的事実であると考えてよいと思われる。

こうした三角形イメージ体験という心理臨床的現象について「三角形に特別で固有の意味が内蔵されていたからではないか」と考える人は少なくない。その疑問の背景には「三角形に神経症的な感情体験が誘発されるはずはない」という考えがあると思われる。たしかに、三角形に特別な神経症的な不安や緊張をともなった感情体験をしたことがある人は皆無にひとしいであろう。そうした経験をしていないという過去経験をもつ人にとっては、三角形神経症のようなことが現象することを不思議と考えるのが自然であろうし、現在の事実をみるときに、そうしたみずからの過去経験を反映させることも自然である。

しかし、三角形神経症とみなしてよいような事実は存在する。ちょうど、なんの変哲もないようなきわめて固有の特別な刺激に、その人に固有で主観的な反応や意味づけをするクライエントが事実として面接室に現前するようにである。こう考えると、三角形神経症という事実は、刺激内容から分類すればきわめて稀な現象であることになるが、そこにはたらいている内面的なこころのはたらき、つまり、刺激に対して主体が固有に主観的に意味づけたり特別に刺激価を与えているという心理的メカニズムは、むしろ人間に一般的な心理的事実と考えてよい。

すなわち、転移／逆転移とする現象は、それが何に対してという観点からではなく、それが現在のいま・ここでの事象について、固有で主観的な意味づけ内容と意味づけかたをするという主体の内的なメカニズムが顕在化した「体験」としての現象であるという意味において、人間に一般的な心理的事実であり、象徴化のメカニズムに関係する心理的事実であると思われる。

以上から、三角形神経症のような現象を操作的につくることができるように、転移神経症もまた、操作的につくることが可能だということになる。ただ三角形神経症は、面接室のなかでの臨床イメージ条件下における特別な操作的手続きによってはじめて体験される現象であるが、転移神経症は、かならずしも面接場面においてとはかぎらない面をもっている。つまり、同じような心理的メカニズムであっても、それを特定して記述することが、三角形神経症の揚合よりも転移神経症のほうが困難であろうと思われる。ここに、転移／逆転移現象を特定的・専門的に記述することの困難があり、概念規定の曖昧さを増大させる可能性があると思う。

つまり、分析室での転移／逆転移現象に基づいて、それを日常的な心理現象として一般化したり普及させたりするばあいには、この曖昧さが有効に機能するであろう。そして、どこでも誰にでも生じる納得しやすいメカニズムとして説得力をもつであろう。しかし、このことのために転移／逆転移という専門的な概念の曖昧化が増幅され、分析室に固有の専門的な現象として限定的な特定化を行なうことに混乱が生ずる可能性も増大する。すなわち、面接室での現象についても、日常的な現象についても、転移／逆転移という用語が安易に用いられ、精神分析の専門家とそうでない人とのあいだに、この概念の指示する事実の曖昧さがおおいに増幅されることも予想される。こうした可能性についての肯定・否定両面からの評価が、この転移／逆転移の課題に関する論議に必要だと考える。ただ、そうした論議に注目するあまり、それが隠れ蓑になって、この概念が指示する内面的なメカニズムに関する専門的な研究への関心が減退したまま、専門用語規定が単なる職能上の形式的な自己規定へと形骸化する可能性について自覚しておくことが必要ではないかと思われる。

おわりに

釣り糸を垂れているたとえから本論を始めた。しかし、そもそも釣りには道具が必要である。ただ海を見つめているだけでも魚影を見ることができることもあるにはあるが、それでは魚が釣れる可能性はない。魚影を見透しうる芸術や宗教に通じるような世界もあるのかもしれないが、心理臨床は、直接の人間関係による実践的な人間のこころへのはたらきかけと人間理解の方法・技術に生きる営みである。したがって「生身の自分自身とそのこころが道具そのものである」といってはみても、やはり知的道具はいる。

心理臨床に関する理論や知識は、釣り道具に相当する。そうした仕掛けは、いわれているほどには特定の魚が釣れるようにも思えないが、やはり、それなくしてはこころの世界という無限の大海に生きることは困難である。そこで、理論や知識をあらかじめ道具として備えることによって、心理臨床面接における転移・逆転移の世界に臨むことになる。ここで注意しておきたいことは、そうした「道具としての理論や知識」が、特定の魚が釣れるにちがいない仕掛けとして認知されやすい点である。理論や知識は、直接いま・ここで唯一無二の存在として現前するクライエントと面接者との関係体験において活かされる可能性のための仕掛けであり、あくまでも仮説として機能させるところに意味があると思われる。

以上を前提にして、たとえば次掲のA群などから心理臨床面接一般にふれながら、Bをはじめとする精神分析関係の著書と接するのも一案である。また、本論に関して一部の著書をあげるとCなどが参考文献として考えられる。もちろんこれらはごく一部であり、他にも小説をはじめ専門学会機関誌などが参考になることはいうまでもないが、基本的には、面接実践を通して実際的な知識の活かしかたを学ぶ一助として、その面接関係に固有の仮説を生み出すために活用することではないだろうか。

以上が、転移／逆転移の課題から、現段階で心理臨床の観点から著者が考えたことである。

A
土居健郎『方法としての面接』（医学書院、一九七七年）。
河合隼雄『心理療法論考』（新曜社、一九八六年）。
木戸幸聖『面接入門』（創元社、一九七六年）。
氏原寛・東山紘久編『カウンセリング入門』（ミネルヴァ書房、一九九二年）。

B
『フロイト著作集』（人文書院、一九六八〜一九八四年）。
前田重治『図説　精神分析学』（誠信書房、一九八五年）。
小此木啓吾『現代精神分析　１・２』（誠信書房、一九七一年）。

C
藤岡喜愛『イメージと人間』（ＮＨＫ出版、一九八三年）。

藤原勝紀『三角形イメージ体験法に関する臨床心理学的研究』（九州大学出版会、一九九四年）。

井筒俊彦『意識と本質』（岩波書店、一九八三年）。

神田橋條治『精神科診断面接のコツ』（岩崎学術出版社、一九八四年）。

成瀬悟策『催眠面接法』（誠信書房、一九六八年）。

山上敏子『行動医学の実際』（岩崎学術出版社、一九八七年）。

第七章

転移／逆転移と元型の問題

——ユング派の立場から

横山　博

本章では、ユング派の立場から転移／逆転移の問題が、とくに自験例をめぐって考察されている。フロイト派のばあい、治療者と患者とのまさしく「いま・ここ」のかかわりがそのまま転移／逆転移関係につながり、そのことに治療者がどれだけ気づいているかが治療の成否を左右するかに思われる。ユング派には元型という考えかたがあり、それが転移関係とどうかかわるかが問題である。本章における河合からの引用にもみられるように、両派では転移／逆転移についての考えかたに若干のズレがあり、その共通点と相違点をある程度明確にしないと議論が嚙みあわなくなるおそれがある。そもそも本書全体の立場は、「カウンセリングには従来から転移／逆転移という言葉でよばれてきた現象があ
る」というものである。本章は、それをユング派の立場からみればこうもなろうか、というものであり、具体例を踏まえているだけにわかりやすい。

はじめに

治療関係のなかで生じてくる「転移／逆転移」の問題を論ずることはほんとうに難しい。私に要請されているのは、ユング派からみた転移／逆転移の問題を具体的にわかりやすくということである。以前、転移／逆転移の理論的側面を中心にC・G・ユングの「転移の心理学」[2]に言及しつつ論じたことがある。[7]したがってここでは、理論的側面には簡単にふれる程度で詳論は省略し、私のイニシアル・ケースともいうべき事例にふれつつ論じてみたい。

ただ強調しておきたいのは「転移／逆転移とはけっして起こらなければならないというものではなく、ユングにしたがえば、治療関係に必要なラポール raport がうまくつかないときに、まさに無意識的に生じてくる現象なのである」ということである。[3]とはいうものの、転移／逆転移が一切ないところで最初から深いラポールに基づく治療関係が形成されることも難しい。多くのばあいは、転移／逆転移現象を含みつつも、それが一つ一つ言語化されることなく、たとえば「先生がわたしの息子のような気がして」とか「先生がお父さんみたい」とか、さらには「先生のこと、好きで、独占してみたい」というような言語化のレベルで、極端な行動化をともなうことなく、それなりのラポールがつきつつ治療が進んでいくように思われる。

昨今「転移／逆転移」の問題が注目されているのは、境界性人格障害を中心とした人格障害の人たちの、強くエネルギーを備給された転移現象と激しい行動化と無関係ではなかろう。また、統合失調症の軽症化とともにいっそう高まりつつある統合失調症を中心とした精神病圏の精神療法の可能性と機会の増大という現象とも無関係ではないと考えられる。このような人たちが治療者に投影する意味内容は、いわば魔術的な内容であり、ユング的に考えれば元型的内容も含んでいる。

ユングによれば元型 archetype は人間のあらゆる行動パターンであって、肯定的でも否定的でもあり、また一方では、すぐれてエネルギー論的な概念でもある。したがって、たとえば元型的で肯定的な母親の転移を受ければ、聖母マリアの位置にまで上げられるかもしれないし、反対に否定的な呑み込む母親の転移を受ければ、黄泉の国へと呑み込んでしまう恐ろしい存在となる。こうした元型的な転移が引き出すエネルギーはすさまじく、一個人としての治療者が背負えるものではない。治療者が呑み込む存在に見えたとき、患者はいかばかりの強い行動化で、呑み込まれそうな自我を守ろうとしなければならないか、治療者には容易に想像のつくところであろう。とすると、治療者のなかには必然的に、患者に対する否定的な逆転移が起きてくる。「なぜ、かくも強い否定的感情を持たれなくてはならないのか？　自分はそれなりに尽くしているのに……」と。あとは悪循環あるのみで、ときには死にまで至る不幸な結果となる。

私はユングに依拠し、このようにもつれる行動化をともなう転移／逆転移関係のなかには、先述のような元型の問題が関係していると考え、冒頭でふれた論文で詳論した。[7] したがって、個人の力では引き受けきれないレベルまで含めて、治療者たるものは転移という現象に（いうまでもなくみずからの逆転移にも）できるだけ意識的であることが必要とされている、というのが私の意見である。

さて、理論的にすこし概括してみよう。

転移

フロイト派では「個人的な父親体験・母親体験が治療者に転移され、そこで外傷体験とともにもつれた情動が中立的な治療者に移し代えられ、治療者の協力によってそれが解きほぐされる」という経過をたどるとされ、転移の質は、個人的な父母の範囲を越え出てはいない。それに反してユング派では、転移といっても、個人的な父親転移・母親転移に限らず「父なるもの」「母なるもの」という集合的（普遍的）な内容が含まれていると考えられている。そして「母なるもの」も「父なるもの」も、肯定的にはたらきもすれば否定的にはたらきもする。たとえば、父なるものの否定的な例が「エロス的なものをすべて失った冷酷な審判官のような存在」であり、母なるものの否定的な例が「〈テリブルマザー〉とよばれる呑み込む母親」である。

また先述の論文で論じたように、「怒り－攻撃性」も、フロイトが〈タナトス〉とよぶ死の本能、およびユングが神話などにみいだす〈破壊性－死の世界〉という集合的（普遍的）なものに彩られている。(7)

集合的（普遍的）意識とは、人間の中に宿る〈破壊的なもの－死の本能－原初的なカオス〉から人類が逃れ出て、この人類史を築き上げた意識性の総体である。たとえば、周知のように日本神話では、名前をもつ最初の女神イザナミは、大地や島などをイザナキとの協力によって生み出したにもかかわらず、次に火の神を生み出すとき、女陰を火傷して死亡し、黄泉の国（死者の国）の支配者となり、比類なき醜悪さと破壊性の体現者へと変わってしまう。女神アマテラスを生み出すイザナキも、かつては夫婦の関係にあった破壊性を体現するイザナミから逃げに逃げ、この世とあの世の境となる岩の戸を閉じることでようやくにして日本の礎を築いたのである。(8) 人間のこころの奥深くに存在するこの集合的（普遍的）無意識と、そこに宿る元型のもつ破壊的エネルギーが爆発したときそれはもうすでに、個人に還元できるものではなく、イザナミの原初的な怒りと怨みが噴出することになる。そこには、けっして平等ではありえなかったし、殺戮を繰り返してきた歴史のなかで抑圧され無意識に落とされてきたさまざまなルサンチマンも、太古的なかたちで噴出してきているのである。「統合失調症の激しい症状が、ともすれば治療者に罪責感を抱かせる」と語るサールズの言葉もここにかかわっていることだろう。[6]

〈破壊性－死の世界〉の対立項〈エロス〉もまたしかり、転移性恋愛という個人的レベルからさらに幅広く、「神の愛とでもいうべき超越的な内容をも含む愛」、「性愛性に限局されない、もっと深く静かなレベルでの愛」など、さまざまな局面を含んでいる。ユング派的に語れば、さまざまな分類があるにしろ、〈男性にとってのアニマ像〉〈女性にとってのアニムス像〉と関連しているといえよう。ここには元型的内容が含まれており、肯定的にも否定的にもはたらきうる。アニマを例にとれば、「近づききれない、いわば神格化されたアニマ・イメージ」から「きれいな歌声で船人を惹きつけ、水の中へと引きずり込んでしまうローレライ」まで、さまざまなイメージが存在する。それらをすべて個人的なレベルに閉じ込めて解釈しようとすると、どこかに無理がきて、患者に解釈を押しつけてしまう結果になりかねない、というのがユング派の転移に対する考えであろう。

転移とは、文字どおり「移し代えること」であり、たとえば、過去の母親イメージが治療場面で治療者に投影され、患者はあたかも母親に対するがごとく反応する。そのとき患者が否定的な母親像をもっていたとするなら、とくに治療者が年上の女性のばあい、この否定的なイメージが転移されやすい。そうすると治療者は、自分には身に覚えのない否定的な反応が患者から出てきて、ときには行動化 acting out も生じて、びっくりする。このとき治療者が「ああ、これが転移というものだ」と理論的に知っておれば、動揺することもなく、面接の課題としてこの否定的な反応について患者と話してゆくことができる。

しかし面接で、それが「患者の個人的な母親の転移である」と話しあうことによって患者がはっきりと意識化できるともかぎらない。そのできない部分のなかには（日本と西欧の言語化に関する文化の違いもあるが、ここでは立ち入らない）集合的（普遍的）な母親の布置があり、これは事細かに言語化されるのではなく、イメージとして患者に把握される。

たとえばある統合失調症患者は「母親に殺される。母親にスライスされる」と、およそ現実の母親とは違うイメージを不安のなかで訴えていた。これは患者が、個人的な母親の背後に「呑み込む母親 devouring mother」という元型をみているからにほかならない。また、たとえば境界性人格障害の患者のばあいには、個人的な母親が「おまえのためにわたしはこうなったんだ」と激しい暴力にさらされることが往々にして起きる。これもやはり、患者が実母の背後に「呑み込む母親」をみて、暴力によって必死に、か弱い自我を守ろうとしているともいえる。また、ある患者は、母親への激しい暴力を繰り返す一方で、真っ赤で鋭い歯をもった大きな口にまさに呑み込まれそうになって両手を頭にあて座り込んでいるいたいけない少女の絵を、現在の心境として描いた。

このような非個人的な面が表面化してきたとき、治療者がそのような側面に開かれていることが重要であり、この治療者の態度が患者の母親への態度を変える大きな手がかりとなることがよくある。一方、この身を焦がすような怒りには、薬物を使う必要があることが多いのはいうまでもない。このばあい、母親が元型的なものの犠牲となっているだけでなく、患者もまた元型的怒りの犠牲となっているのであり、薬物による鎮静化がある程度必要であるというのが私の立場である。

では反対に、否定的な母親像をもった患者が、治療者に肯定的なものをみたとしよう。このばあいよく起こるのが「理想化された母親像」の転移である。そんなときに治療者が、患者から良く思われていることに理想化の転移が含まれていることに無意識でいて、患者といっしょになって実母に批判的になってしまうことは、治療上けっして珍しいことではない。このようなばあいでも、治療者への転移には、個人的なものを超えて非個人的・全能的なものが含まれていることを、治療者はたえず意識しておかねばならない。さもないと、すべての決定権を委ねられるような位置に治療者は立たされ、結果的にはそれに応えきれず、次には否定的な転移を受け、激しい攻撃性にさらされることも稀ではない。

逆転移

これはいうまでもなく、治療者が患者に無意識的に投影してしまうイメージである。転移ではおもに母親を例にあげたので、今度は父親を例にとってみよう。

治療者が厳格な父親をもち否定的な父親イメージをもっているとすると、同じように否定的な父親イメージをもつ患者に、同一視するほどの必要以上に強い共感を示したりするかもしれないし、また、厳格な父親像が内在化され治療者のなかに厳しい超自我構造を形成していたとすると、規範にルーズになりがちな患者には必要以上に厳しくなるかもしれない。これらは、個人的な領域に留まっているもの（ないしは権威などで表わされる「父的なるもの」）の領域であり、フロイト的な「個人的な転移」で考えうる。

しかし逆転移もまた、非個人的なものを含まざるをえない。たとえば、治療者が厳格な父を否定し、受容的でありすぎ、非個人的なものに捕らわれたとき、切断する父性性が弱くなり、たとえば救済者コンプレックス savior complex に捕らわれ、何でも受容してしまう治療者になったり、サールズが皮肉を込めて使う「献身的医師 dedicated doctor」となってしまう。[6] そして現代社会でいまだ解決されていない差別などの困難な問題に患者・治療者がともに直面し、治療者の「献身的医師にならなければ」という逆転移から、患者の転移する「全能性」を担わなければならない立場に立たされるとき、事態は混乱する。先述したように人類史はその発展の途上で、原初のカオスからさまざまなものを集合的（普遍的）無意識のなかに蓄積してきている。差別される側にあることの多かった精神病者が、人類がこころの奥深くに宿しているこの怨みを（彼らの自我・意識の弱さ、硬さないし偏りのゆえに）治療者に向け、転移のなかでそのルサンチマンを爆発させるとき、個人的な存在にすぎない治療者はその重さで破綻してしまいかねない。私は現実にそのような例を何人も見てきた。精神病者の人たちがこの集合的（普遍的）なルサンチマンに捕らわれそれを治療者に転移するとき、その力は相当なものであり、ましてや治療者の側に神経症的・精神病的問題があるときは、いっそう困難になる。

またこれとはまったく反対に、魔術的なまでに父性を体現してしまう治療者も存在する。そのような治療者は、患者の否定的反応にきわめて権威的に反応したり、自分から離れてゆこうとする患者に無意識的にブレーキをかけてしまう。これもまた元型的となった父性の表われであろう。ここにも治療者側の深い心理的問題が含まれており、治療分析（ないし教育分析）で治療者自身がある程度問題を解決しておかねばならない所以である。

フロイト理論では、逆転移の問題を、これまでいくつかの例をあげたように、取り除くべき否定的なものとみてきた。しかしユングや対象関係論などは、逆転移そのものが治療に役立つと考えている。たとえばサールズは、ある治療者が「強い超自我構造をもった人間として振る舞うことを患者から強制されている」と強く感じている例を示している。[6]これは、患者の母親の超自我が治療者に転移され、治療者はそれをきわめて窮屈なものとして体験しているのである。この窮屈感もまた逆転移の一種であり、等身大の治療者を超えて何かが転移されるとき、治療者には、それは強い不快感・窮屈な感じ、あるいは並はずれた快感として体験され、それを明確に意識することが、現在の患者の状態を知ること、ひいては治療の重要な手がかりとなるのである。

サミュエルズはこの逆転移の問題を、フォーダムの定義「幻影的逆転移 illusionary countertransference」と「合調的逆転移 syntonic countertransference」を引き合いに出しつつ、二つに分けて論じている。[5]前者は、治療者の心理的諸問題が治療に悪影響を及ぼすばあいで、治療者自身が分析を受けることで解決しなければならない性質のものである。後者は、患者の側からの転移に反応した治療者の逆転移で、治療に役立ち、とくに人格障害や精神病圏の人の治療においては大事なこととなる。

さて今度は、事例をとおして考えてみよう。

転移性恋愛の事例

患者A子の概要と現病歴

患者A子は当時二十代前半、中肉中背にて顔形は整っているが表情にはやや乏しく淋しさが漂っていた。同胞は妹一人、父母ともに健在である。診断は統合失調症。

X年九月、二十歳時、かねてより憧れていた歌手になるために上京し、妹と同居しつつ、歌手になるための学校へ三カ月通うも、長続きせず、後はアルバイトなどを試みるも、いずれも失敗。X＋一年十一月、歌手何某の幻聴、「妹に殺される」という妄想気分から精神運動性興奮をきたし、東京の某病院に十日間入院する。未治のままであったが遠方であるため帰郷し在宅静養となる。しかし幻聴は続き、世界没落体験の不安が募り、とうとう某医大精神科に入院となり、そこで統合失調症の診断を受ける。約一カ月の入院生活を送るが、本人は入院をいやがり、寛解にいたらぬまま退院し、その当時も幻聴は続いていた。それはおもに歌手何某からのもので、それに従うかたちで三回の東京出奔を繰り返し、歌手何某宅まで訪れ、そのつど保護されて連れ戻されていた。そしてX＋三年七月、大量服薬による自殺未遂を起こし、一週間意識不明の状態が続き、両踵部に褥瘡ができてしまった。その褥瘡が治りきらないまま同年十一月より私の勤務する病院に入院となり、私が主治医となった。入院時は、抑うつ的で困惑状態にあり、離人体験は認められたが、幻聴は消失していた。また、焦燥感が強く病棟になじむことができず、このときは治療らしい関係性も充分に結べないまま三カ月後に退院にいたってしまった。以後、不安・作為体験・両価性をともなう、おもに父への憎悪・妄想的思考で、頻繁に入退院を繰り返すこととなった。

家族歴・生活史の概要

先述のように、家族は父・母・A子・妹の四人である。父は公務員であったが、元来気が弱く内向的で、そのため酒に助けを求める傾向があった。そしてその酒好きが高じて、とある事件に巻き込まれ、職を退かざるをえなくなってしまった。一家の経済生活は一挙に破綻し、A子は幼少時そうとうひどい生活を強いられ、彼女の小学校低学年時、一家心中を試みようとするが、未遂に終わり、その後、父母の離婚話が出るが、A子の頼みで回避されたという。

幼少時より比較的目立つ容貌をもち、立ち居ふるまいも目立っていたA子にとって、この幼少時の出来事は、芸能界を目指すという動機に大きな影響を与えていたと推測される。

中学・高校生活は、成績も普通で、外向的とはいえないが、容貌から比較的目立つ存在として過ごしてきたようである。父も心中事件以降は職を別に得て、ある宗教を守りとし、酒量も減少して、家庭は表面上は比較的安定していた。高校を卒業したA子は、就職を試みるもすべて長続きせず、次第に、憧れであったモデル—歌手—芸能界への思いを強くし、妹の東京就職とともに、実現を目指して東京へ出立し、先述の統合失調症的破綻をきたすのである。

A子の病態構造

ここではA子の症例報告そのものが課題なのではないので、五年あまりの治療関係のなかで、何度も繰り返す病態構造について簡単にふれておこう。

ビンスヴァンガーは統合失調症の発病構造を次のように考える[1]。統合失調症になる人は、現存在論的に考えると、ごく普通になじむ経験の非一貫性に落ち込む。その無秩序のなかで患者はなんとか足場を固めようとして、奇矯な理想形成がなされ、当然のこととして挫折し、その修復として、世界が「あれかこれか」の二者択一性へと分裂する。そして次に起こることは、奇矯な理想形成を維持するための庇覆であり、理想に対して矛盾するものを覆い隠そうとする。しかしそれはしょせん無理のある行為で成功には達せず、現存在の消耗を起こしてしまう。

A子の病態は、芸能界、モデルへの志向の破綻とともに現われる。ビンスヴァンガーの手法を借りれば、世界は二つに分割され、奇矯な二者択一性の世界に入り込む。つまり、①お米・和食／家・父母・生活史の貧しさ／法華経／日本／暗さ、②パン・野菜サラダ・洋食／豊かさ／キリスト教／西欧／明るさ／プレスリー・歌手何某・モデル・芸能界への憧れとその世界で生きること、という具合に。そしてこれに従って、病院の食事の米飯とか日本食系統にはいっさい手をつけず、パン、野菜サラダ、洋食系のもののみを食べるのである。つまり、必死で庇護を行なっているのである。ユングのように象徴論的に語れば、「憧れの世界」ともよぶべき意味内容がさまざまなかたちでの象徴となって現われてきている、とみることもできる。このように世界は分裂し、精神運動性興奮・幻聴体験のなかで①の世界に留まり②の世界を庇護しようとするが、うまくいかない。たとえばそれは父母への両価性のなかに現われる。A子は①の世界にそって来歴を塗り替え、「家はもともと良いところの出で、父の家はもとは庄屋だった。だから『おとうさま、おかあさま』か『パパ、ママ』と呼ばなくちゃいけない」と語り、実際、面会時そのようにふるまう。しかしそれは長続きせず、しばらくあとには、幼少時の怨みとともに「あのクソジジイ、あのクソババア」という攻撃性に取って代わられる、という具合に。

こうしたエピソードが何回も繰り返されるなかで、私は、なんとかA子の目をすこしでも現実に向かわせようとした。目まぐるしい入退院の繰り返しではあったが、あとでふれるように、ここで為されたやりとりのなかで、いつしかラポールはついてゆき、その質は、あからさまな性愛性は表現されないものの、転移性恋愛の含まれる内容であったと考えている。

治療の経過

当時まだ若き治療者であった私は、自分が「憧れの世界」と名づけたもののもつ不可思議性と非現実性を充分に評価しきれていたとはいえない。この「憧れの世界」を見なければ陥らざるをえないこころの深淵をどこまで理解していたかは、はなはだ疑わしい。それが「夢を見なければ開いてくる集合的（普遍的）無意識のもつ破壊性の裂け目」であることがおぼろげながらもわかってきたのは、私自身が夢分析を行ない、ユングに近づいていってからのことであった。A子の世界は、家庭における父母への怨みを超えて、人間が普遍的にもつ「こころのなかの破壊性」に近づいてゆくからこそ、必死でこの世に橋を架けるために作り出さざるをえない世界こそが「憧れの世界」だったのである。

かような理解を充分にもつことはなかったが、A子の世界の非現実性を頭から否定したり、リアリティを生に突きつけるつもりもなく、その実現にむけていっしょに努力してゆくという治療的態度を基本としていった。こうした治療態度のなかでまず話しあったのは、退院しても数カ月しかもたない彼女の病態であった。そして、回を重ねた面接のなかで、「モデルとして出発するには少なくとも、最低限半年は継続して家にいることができ、なおかつ不特定多数の人たちに慣れるためになんらかのアルバイトができる必要があるだろう」ということが次第に二人の合意事項となっていった。

そしてけなげにもA子は、私との合意事項を実践しはじめ、発病以来初めて、働きだすことができたのであった。発病五年目、私とかかわりだして二年目のことであった。小さな本屋の店員であったが、これまでほとんど就労体験のない彼女にとってはたいへんな苦労で、私もまた、それを支えるために、従来いわれている「医師－患者関係の枠組」をそうとう取り外し、たまたま私の休日と彼女の休日が一致していたため、私が病院で処方した薬を持ち帰り、私の自宅近くの喫茶店で面接しつつ渡すという方法をとり、二人の関係は、医師－患者関係を越えて「つきあい」的になってゆく側面をみせはじめた。

そして数カ月後、待ち合わせの喫茶店へ行くと、A子はもうすでに来ているが、いつもとようすが違い、一見して病状が悪化しているとわかった。彼女は表情もこわばり、青くなって、身体をかちこちに硬くし、両手で膝を突っ張って押さえ、いつもはかける必要もない眼鏡をかけていた。私が近づいて行き「どうしたの」と声をかけるやいなや、堰を切ったように泣きはじめ、「わたしが世界を直接見ると、世界が壊れるのです」と世界没落体験の不安を語った。周囲の目を意識した私は「これではしかたないな。ここで彼女と話すことは無理だ」と判断し、自宅に連れて帰り、しばらく落ち着かせてから、仕事を当分のあいだ休むことと、次回の外来日を病院にすることを申し合わせ、帰途につかせた。このとき、会話はしていないが、A子は私の妻と顔を合わせている。

外来日は約束したものの私の想像したとおりその日は病院に現われず、家族からの連絡によると、喫茶店での出来事の直後から拒薬・拒食となり寝込んでしまう生活になったという。しばらく家族にはたらきかけてもらいながらようすをみていたが、状態は悪化する一方で、約三週間後、私自身の往診によって入院となってしまったのである。

入院後二週間ほどは、あいかわらず眼鏡をかけ、先述したように、パンや野菜サラダ以外は食べようとせず、抑うつ状態が続き、「米の飯を食べないから、眼鏡を外すと目がつぶれるんです」と、罪業感にうちひしがれた状態であったが、その後は病像は反転し、私への攻撃性が前面に現われだしてきた。明らかに無理だとわかる要求を出して、それが受け入れられないと暴言を吐いたり暴力を振るったりし、私の他患の診察に割り込んできたり、私の妻のことを罵詈雑言を交えて病棟でふれまわったり、さらには「いい歳をして、いいかげんに、わたしのことをあきらめたらどうだ」という言葉に象徴される言動とともに、蹴りを入れてきたりし、一方では激しい転医要求を繰り返した。

A子の精神運動性興奮はおもに私に向けられるため、医師が来ると患者が興奮するという関係となり、双方が病棟全体から浮き上がるかたちとなり私がみずから対峙することを余儀なくされていった。ときにはA子の暴力を直接押さえつけざるをえなかったりするドタバタ劇が二カ月ほど続いた。そしてまさに劇的といえば劇的なのだが、「先生を信じなければ永久に退院できないということがようやくわかりました」という言葉とともに急速に落ち着きを取り戻し人格の統合性も高まってゆき、モデルの世界への憧れもこの時点では消失していた。A子はそのとき次のように語っている、「知らないうちになにもかも自分のなかに取り込んでいたんです。坂本九の歌の『心の中に二人のぼくがいる』ように」。これはA子の世界に宿る二者択一性を彼女なりの言葉で表わしていると考えられよう。

とはいうものの「憧れの世界」への曲折は続き、退院後は、以前のような喫茶店というのではなく病院での外来というかたちで、精神療法的にはそれなりに深められていった。約一年後、A子はこれまでのこだわりをこう語っている、「ずっと御飯にこだわっていたが、一週間まえからそのこだわりが不自然に思えて、なんでも食べるようになった。そうしたら、いくぶん世界が明るくなった気がした」。

以後、比較的短期間の入院はするものの症状は穏やかとなり、危機的状況となっても入院にいたることなく乗り越える機会が増えていったが、病院の都合で主治医の交代があり、その時点で私との治療関係は終結した。二人の関係がもつれた入院の後、転移性恋愛にからんだことは、なにか欠落したかのように、話されることもなく、主治医交代で危機を迎えることもなく、そのことが私にはいまだ、なにか不全感を残している。五年にわたる治療経過であった。

A子における転移／逆転移をめぐっての考察

これまでの経過が示すように、A子が治療者の私に転移性の恋愛を抱いていたのはほぼ間違いないであろう。もっともそれは、あからさまな性愛性をともなう陽性の感情を表現するというかたちは一度もとったことはなく、先述の精神運動性興奮のなかで、私の妻への嫉妬を伴った否定的な感情として表現されたのみなのではあるが。

この転移の質のなかには、より直接的には、A子の初恋の人でK大へと進学するB氏のイメージが重ねあわされているし、憧れの歌手何某のイメージも重ねあわされていた。彼女は実際、精神運動性興奮時、歌手何某のマンションまで幻聴によって連れ出され、その幻聴と会話するなかで自慰行為をしオルガスムに達するほど、症状は性愛性を帯びていた。この歌手何某の幻聴は、遠く離れた県から東京まで走らせる力をもっており、きわめて強い現実感と、ある意味での超越性を含んでいると考えられる。私は、統合失調症の幻聴のもつ迫力には、本来ならば神のもつ超越性（ユングがR・オットーを援用してよく使うヌミノーシス numinosis）が重なっていると考えているが、ここでは論旨から離れるのでふれない。またさらに、A子の実際の父親の父性性の弱さ、首尾一貫性のなさから考えると、私との合意のもとでアルバイトに行くことなどには、父性的な転移も含まれていることが想定される。むろん（母親の性格、生活上の不安定さから）充分に滋養され守られてこなかったことを癒す、母性的意味あいも含んでいたことであろう。

かような転移に対して私のとった態度は、適切とはいいがたい。とくに、診察室から出て喫茶店での面接は、A子にとって、いかなるものとして体験されたであろうか。世界が壊れるかもしれないと感じつつ、必死の思いで二時間あまりかけて私の自宅の近くの喫茶店へ辿り着くまでのあいだ、みずからの自我の統合性を保つことがいかに大変であったか、想像するに余りある。私の顔を見たとたんに泣き出してしまう彼女のこころの背後には、「この人さえ来てくれたら、なんとかなる」という思いが強く込められていたことであろう。そこで私が、たとえ幻であっても、かつて歌手何某が自分の思いをかなえてくれる存在であったように、グッと抱きしめるような全能性を期待されていたことであろう。しかしそれは治療者である私にできることではない。そして私のとった策はまたしても後手にまわり、自宅に連れて帰ることで結果的に私生活を覗かせ、より傷つけることとなる。いちおうの落ち着きをみせ、一人で帰ることはできているものの、あとで考えれば冷や汗ものである。

以後、抑うつ的となって入院してからの、私へのすさまじい攻撃性は当然のことである。怒りも怨みも恋心も症状のなかでしか表現できないといっても過言でないA子にとって、喫茶店でほんとうに望んだと思われることが、私の行動によってみごとに裏切られたのだから。

このようなA子の転移を助長したものとして、私の逆転移がある。いまでも転移／逆転移についてどこまでわかっているか自信はないのだが、ほとんど私のイニシアル・ケースといってよいA子のばあい、年齢の近さ、モデルになるという希望をもつほどのそれなりの容貌の良さなどを考えるとき、私のなかに性愛的な逆転移がはたらいていなかったとはけっしていえない。さらに、当時の時代風潮を反映して「医師は虐げられてきた患者に献身的でなければならない」という考えかたが若い精神科医のこころをとらえており、「彼女を助けてあげなければ」という逆転移もはたらいていたことも否めない。ほかにもいろいろ考えられるが、とりあえずこの二つの逆転移を考えるとき、前者がA子の性愛性をより引き出し、後者は「医師に献身的に接してもらう」式の全能性を期待する側面を刺激してしまうと考えられる。一方治療者側には、期待された全能性に応えようとすればするほど、影の部分としての怒りや失望が抑圧され無意識となり、それが意識されると「これではいけない」と再抑圧され、いっそう献身的となるという悪循環が繰り返される。先述したように、逆転移とは、患者が治療者に強いてくるものを感じ、治療に役立てるものとして機能しなくてはならない。しかしこのような怒りの抑圧が強いとき、その機能は失われてしまう。

こうして私の態度は「性愛性」「献身的医師」という二つに代表される逆転移を含んだものとして患者の前に現われていたといえよう。患者はこのような治療者の無意識的態度に敏感に反応する。転移／逆転移は実際どちらが先かわからない。しかし少なくとも私の二つに代表される逆転移が患者の症状に大きな影響を与えたことは否めない。そして、いまにして思うのだが、患者はさまざまな転移を治療者に投げかける。最初に患者から否定的な反応をされ、それに対して怒りの逆転移を無意識的に起こすことなどは問題外である。こういう即時的な反応ではなくて、さまざまなレベルから投げかけてくる転移に対して治療者が開かれていること、それに対する治療者の逆転移に意識的であることがいかに大事かということである。このことについて河合は次のように語っている[4]。

転移・逆転移というときに、父・息子、母・息子、恋人、友人などなどの人間関係にあまりこだわる必要はない。むしろそのようなときには浅いものになり勝ちな気がするのである。イメージ的表現をすれば、クライエントと治療者とが横につながるのではなく、両者ともそれぞれの深みへとつながっていくことによって、つながる、という感じなのである。

このことは、統合失調症のように元型的なものが症状として表面に出てくるとき、いっそう大切なことと思われる。たとえば、妄想のかたちをとって出てくる元型的内容に対して治療者が「非現実だ」という態度で対峙しても、なにも意味がないのである。治療者はこの世の現実に片足を置きつつ、一方では幻覚・妄想の背後にある患者の意味する元型的内容にできるかぎりつきあう必要がある。それが河合のいう「深さ」の問題であろう。

A子のように統合失調症レベルにある人にとって、表面は転移性恋愛のかたちをとっていたとしても、意味する内容はかならずしもそれに限局されないばあいが多い。したがって、治療者が表面上の転移性恋愛に惑わされて、そのレベルでの逆転移がはたらき、それに無意識であるときに、この二人の関係は性愛性のなかに固定されてしまうのである。A子の「いい歳をして、いい加減にわたしのことをあきらめたらどうだ」という言葉のなかには、転移性恋愛の失敗と失意と同時に、治療者が、そこに事態を固定してしまっていることへの、彼女なりの無意識の批判が込められていると考えられる。そこにはA子の、自分の来歴を塗り替えるほどに理想化された父母像、さらにはユング的にいえば元型的となりヒロインとなってしまった自我像に対応する「ヒーラー元型」、そして彼女自身の自己 self とさまざまをものを含みつつ、転移がはたらいていたと推測される。

別のある女性患者では、治療関係の終結後十年たちながらも、エピソード的に症状が悪化したとき、「いつまでわたしを待たせるつもりですか」と電話がかかってくる。私はかつてこのケースにふれたことがあるが[7]、私との結婚という表面上は転移性恋愛のかたちをとりつつも、この歳月の長さを考えるとき、なにか超越的なもの、そして、どこかでいつも人類史とともにあった「神」の問題と通底していると思われる。こうして考えてくると、治療者は人間としての限界を抱えつつも、患者が投影してくる転移の深さのレベルにおいて随時対応できる態度を身につけ、表面的な転移の背後ではたらいているものにたえず敏感でなければならないという結論に達するのである。

私のばあいは、それが自分の逆転移ゆえに転移性恋愛のなかにのみ閉じ込めた感があり、大きな不全感をいまだ宿している。そしてA子といえば「先生を信じなければ永久に退院できないということが、ようやくわかりました」という言葉とともに、私への攻撃性や性愛的内容を含む言葉も一切消し去ってしまった。それは仮説的に語れば、彼女のもつエロス的側面を分裂機制 splitting によって分裂させ防衛を図り、いささか硬さを感じさせる礼容の正しさに戻った、といえようか。さすれば彼女のエロスはどこへいったのであろう。無意識の奥深くに、分裂によって沈まされてしまったのであろうか。統合失調症の人たちのエロスを生きることの難しさ、とくに性愛にこころを開くことが、発病・再発の契機になりやすいことは、経験的に昔から知られた事実である。激しい攻撃性を示した入院後の関係は、それ以前のラポールのありかたとはどこかが変わり、なんとはなしに、よそよそしく表面的なものとなってゆき、終結を迎えるのである。何度か述べてきたように、このことは私のなかに不全感と痛みを残している。

おわりに

　これまでA子という女性患者を本論の中心課題である転移／逆転移の問題に即して考え、元型的レベルの転移の深さと、それに開かれていなくてはならない治療者の態度を、私のかかわりかたを批判的に見つつ検討してきた。このなかで私は、転移の契機となりやすい、いわゆる「治療枠の逸脱」を行なっている。この逸脱自体は、私はいまでも、あるときには、とくに精神病圏の人との関係においては、必要と考えている。しかしそれは無意識であってはいけないし、とくに異性との治療関係ではいっそう慎重さを要する。

　かつて私もかかわっていた精神医療改革運動で出会った一人の男性統合失調症患者は、出会ったときは、いわゆる欠陥状態そのものであり、語る内容も思考弛緩が強くて理解しにくかった。しかし次第にラポールがつきはじめると同時に、思考もまとまりをみせ、彼とはいっしょに職安へ行ったり、精神医療改革の運動に参加したりしている。これらもまた、従来の医師－患者関係の治療枠からすればそうとうの逸脱行為である。当時は患者会運動も盛んで、彼にそれへの参加を促したりもしたが、彼は「患者会での先生と、病院の先生とは違う」と言って、しばらくして参加しなくなった。私もそれ以上勧めることはしなかった。その後、彼との関係はもつれることなく二十数年続いている。彼は私の勤めていた病院を退院した後、関係妄想で数回の短期間の入院はあるが、軽い欠陥状態を残したまま元気でやっている。そして二週間に一度病院の外来を訪れ、「ああ、先生の前に座るとホッとするわ。こないだ○○が『おまえと先生は友達やな』と言ってたわ」とか、ときどき語る。これは先述の河合の言葉を借りれば「深みへとつながってゆくことによって、つながる」ことでもあり、サールズの言葉を借りれば「治療的共生」ができていて、なおかつ個別化に成功しているともいえよう(6)。そのことが成立するためには、ふつうの規範を超えた「枠の破り」がきわめて意味深かったと思われる。

枚数の都合で詳論は控えるが、失敗をすれば、治療者への全能性を刺激し、それに応えられないときにルサンチマンを募らせる場合が一方で多いにもかかわらず、彼のばあい、先述の言葉でみずからに枠をはめた。母を早くに亡くしその顔も知らない彼にとって、エロスへとつながる愛着への求めは、まことにささやかである。彼の一歩身を引いたようなスタンスのとりかたと私の何かがチューンしているのであろう。A子では、枠を飛び出したことが混乱を引き起こし、後者の患者では、彼自身が枠を作ったことにも助けられて、いまなお良い関係が続いている。後者のばあいは、転移／逆転移を超えたところに関係の地平が開かれている、といっても過言ではない。「転移／逆転移は無いにこしたことはない」と語るユングの意味はこのあたりにあるのであろう。[3]

以上おもにA子の症例を通して転移／逆転移のありかたを論じてみた。私の体験が何かの参考になれば幸いである。

(1) Binswanger, L.(1957) 新開安彦・宮本忠雄・本村敏訳『精神分裂病 1』(みすず書房、一九五九年)。
(2) Jung, C.G.(1946) 林道義・磯上恵子訳『転移の心理学』(みすず書房、一九九四年)。
(3) Jung, C.G.(1968) 小川捷之訳『分析心理学』(みすず書房、一九七六年)。
(4) 河合隼雄『心理療法序説』(岩波書店、一九九二年)。
(5) Samuels, A.(1985) 村本詔司・村本邦子訳『ユングとポスト・ユンギアン』(創元社、一九九〇年)。
(6) Searles, H.(1979) 松本雅彦他訳『逆転移 1』／田原明夫他訳『逆転移 2』／横山博他訳『逆転移 3』(みすず書房、一九九一〜一九九五年)。
(7) 横山博「ユング派の心理療法における転移／逆転移」『精神療法 21-3』(一九九五年)。
(8) 横山博『神話のなかの女たち』(人文書院、一九九五年)。

第八章　「転移劇」としての治療

岡田　敦

精神分析的枠組であれ何であれ、カウンセリングのプロセスを劇になぞらえることは、著者も指摘するとおり多くの人が試みている。芝居は、役者が劇中人物になりきらねば成り立たない。さりとて役者自身のアイデンティティが失われたのでは、そもそも演技が成り立たない。その「主客一体となりながら同時に分離してもいる」という微妙な兼ね合いが、カウンセラー－クライエント関係に似ているのである。もうひとつ。芝居は観客があってはじめて芝居となる。そこで生じるのは、舞台とフロアとがひとつになった共通の場である。だからあらゆる芝居は一回限りの「いま・ここ」のものである。この観客がいてはじめてこの演技が成り立つ。もちろん、この役者があればこそこの観客の熱狂がある。だから芝居には二重の融合体験があり、しかも自分が自分であることをすっかり見失うことは許されない。転移／逆転移という言葉でとらえられている現象をそういう角度からみようとして、みずからの臨床体験を率直に語っているのが本章の特色である。

「転移劇」の発想――個人的でささやかな体験から

転移／逆転移の問題はじつに広汎な領域にわたっていて、概念そのものも、多くの研究者や実践家によって非常に多義的に使われているのが現状のように思う。「治療状況のすべて、患者と治療者のあいだに起こる関係上の現象のすべてだ」という、やや乱暴で、しかし有力かつ正当な意見すらある。転移／逆転移を語ることは、結局のところ、その治療者がどのような治療を目指しているか（かならずしも実践していることではないような気がする）を示すことにつながる、といってよいのかもしれない。以下に私が述べようとすることも、もちろんその例外ではないけれど。

そこで私はすこし身をすくめて、はやめに告白してしまうのだが、ほかの多くの執筆者の先生方とは異なり、私はほとんど「正統の」精神療法の個人的なトレーニングを受けることなく、今日まできてしまった。「○○派」と声高に名乗れるほどの立場もなく、ただ二十年近く精神科病院で虚仮も一心、心理臨床を続けてきたにすぎない。そのような貧しい臨床体験から一言で述べるとするなら、精神療法は一種の転移／逆転移をとおしての「創作劇」（私の造語で以下「転移劇」とよぶことにする。ほかにこのような用例があるのかどうか寡聞にして知らない）ではないか、ということである。治療関係に支えられて展開される劇化された転移／逆転移のなかで、すこしずつ、患者の隠された「物語」が治癒劇として紡ぎ出されていくのである。私はかなり早い時期からそう考えるようになっていた。印象深い症例に連続していくつか出会ったせいでもあろう。

ほんとうに西も東もわからない駆け出しのころの体験を、いくつか思い出す。

私はその当時、大学病院精神科での二年間のゼネラルな卒後研修を終えて、教室の関連で、開設されたばかりの五十床も満たない小さな精神科病院に、常勤の心理士として勤めることになった。しかも実質上ただ一人の医師であった院長はもともと公衆衛生の専門家で、「ぼくは精神療法のことは何もわかりません。とくにノイローゼの患者をどう治療したらよいかわからないので、面接はみんなあなたに任せますから。よろしく」と言われてたいへん困った。そういう時期だったからこそであろう、なにか役に立つ技法論はないかと思って読んだフロイトの「想起、反復、徹底操作」[5]にはすっかり感激してしまった。これがじつは精神分析療法におけるかなり重要な基本的文献であることは後に知ったことで、ともかくそのなかの、患者は「想起するかわりに、(目の前の治療者との関係のなかに)行為として反復する」というとらえかたが眼目であり、それが「転移」という現象の本質であることを直観した。

この認識はいまもってほとんど変化していない。「まず面接室をひとつの舞台に、治療者との人間関係をとおして、患者のもつ台本をもとに目の前でドラマのように再演されてはじめて、劇中劇のように患者の問題が浮かび上がってくる」とのイメージが私のなかにできあがった。乏しいそれまでの臨床経験と照らしても、充分納得できる考えかたであるように思えた。精神療法はかなり演劇に似ていると思っていたところ、その当時出版されたばかりでたいへん評判になっていた土居の『方法としての面接』[2]を先輩に薦められて読んで、これまたたいへん感銘を受けた。とくに「劇としての面接」という一章があり、そのなかで明快に「面接は劇に似ている」と述べられていた。また、上記の転移と反復再現化についてのフロイトの論考にふれて、「彼はこの中で劇という言葉こそ使っていないが、いわんとするところは私の所論に極めて近い」ともあって、我が意を得たりと思った(久しぶりにこの章をいま開いて読んでみたところ、すでに「面接劇」という言葉が使われていて、驚いている。私の「転移劇」というのは結局その焼き直しにすぎないのかもしれない)。

このような簡略な枠組をもって、主として神経症圏の外来の患者の面接を開始した。当時は個人スーパーヴィジョンなど受ける機会もなく、そのため治療構造の重要性についての認識を欠き、かなり我流の危なっかしいものだったけれど、それでも幸運なことに短期に何例か終結することができた。初心者のもつ熱意がしばしばビギナーズラックをもたらしてくれることがあるのであろう。当時の印象深かった一例を示す。

患者は四十代前半の主婦。訴えは、ここ数年来続く頑固な身体的不調と不安。すでに何箇所かの治療機関を受診し、諸検査の結果、とくに内科的な異常は認められず、相手にされなかったので仕方なく精神科に来たのだという。心気的で執拗な訴えが、敬遠されてのことであることがある程度推測できた。主治医より安定剤を投与されるとともに、私は週一回五十分の面接を始めたが、当初より、訴えの細かさとクドさには辟易させられてしまった。そのことを指摘すると、「先生は若いし、心理の専門だから、体のえらさはわかってもらえていないから」と不満をあらわにする。「ほんとうは体が悪いのに、こころの問題だとされてしまう。心配事など何もないのに、おかしい」と食い下がられる。ときには、そういう患者の感情態度に思わずムッときて、私も「そう思っていらっしゃるのなら、なぜ毎週きちんと面接におみえになるのですか?」などと挑発し、「先生はすこしもわたしの苦しさがわかっていない!」と、かえって激しい怒りを引き出してしまったりもした。それでも、断片的に語られる彼女の話に注意してみると、症状は数年前の父親の死に引き続いて起こっていること、父親は下の妹ばかりを可愛がり、自分はすこしも相手にされないと感じ、その反発もあって中学卒業後すぐ当地へ集団就職し、結局、忙しいことを理由に、病気療養中の故郷の父の見舞いにも行かず、死に目にも会えなかったことなどが、背景にある問題としてすこしずつ明らかになった。そしてまた、症状をめぐってではあるが、彼女が私に対して示した「わかってもらえなさ」も、父親との関係と密接にかかわっているらしいことが、だんだんと理解できるようになってきた。これがまさしく父親転移である（まだそのころは逆転移まで思いが至らなかった）とも思った。そこで自然に私のほうも、父親の話題に焦点を当てることが増え、患者も私に対して（おずおずではあるが）甘えるような頼ってくるような態度を示しはじめた。

面接を開始して四カ月ほどが過ぎ、症状の訴えも減少してきて、私のほうから「どうも、お父さんをめぐる気持がうまく片づいていないみたいですね」と指摘すると、患者もこれを驚くほど素直に肯定した。このことが大きな作用を及ぼしたのか、次のセッションで「あれから急に、父親のことが頭から離れなくなってしまった。『お父さんに会いたい。お父さんに会いたい』とばっかり思っている。夢に出てくることもないし」と言う。そして感に堪えないというふうに、「先生、催眠術かなにかで、一度でいいから父に会わせてください」と懇願しはじめた。もし現在の私であれば、まず、そう思うようになった背後の気持の動きをとりあげ、彼女の願いにそのまま応えることはしないと思うが、このときは若かったし、どう展開するのかという好奇心もあって、「そこまでおっしゃるなら」と、当時使っていた自律訓練用の座椅子に患者を横たわらせた。閉眼させてゆっくり深呼吸させリラックスしたと思われたところで、能動的想像法に従って「頭に浮かんでくる情景を、そのまま言葉で報告していってください」と教示してみた。驚いたことに、それ以上なんの指示も受けずに、彼女のイメージは覚醒夢的に報告されていった。「……故郷の家の前の坂道にいます。お父さん、持っててね。いま会いに行くからね。わたしは走って行きます……」。そのとき、過呼吸的にゼイゼイ息切れをし、胸の苦しさを訴えたが、これは彼女の主訴である身体的症状の一部であることに私は気がついた。ようやくのこと、息急き切って家に辿り着いた彼女は、そこで願いどおり父親に会う。父親は五十歳くらい。彼女が家を出たころの元気な姿で、茶の間で横を向いて座っている。「お父さん！　わかる？M子よ。会いに来たのよ！　ねえ、お願い、こっちを向いてよ。こっちを向いてったら……」あとは言葉にならず、数分間は泣きじゃくることが続いた。結局この回はこれ以上進展しなかったが、その後三回にわたって、本人の希望で「父親詣で」が繰り返された。はじめは振り向かなかった父親も、きちんと娘を見、泣きながらの詫びを聴いてくれ、優しく微笑むまでに変化した（父親は覚醒夢のあいだ終始無言で、動作で意思表示するのみであった）。彼女はそのつど涙を流し、ついにはかいがいしく世話をし「親孝行」に励むようになった。「お父さん、今日は、お父さんの大好きだった鍋焼うどんを作ってあげるからね。出来たわ、たくさん食べてね。おいしい？　よかった、喜んでもらえて。お礼なんかいいわよ。お願い、顔を上げてよ。娘に頭なんか下げたりしないで。わたし、なにひとつ親孝行らしいことをしてあげられなかったんだから……」（あとは涙、涙で言葉にならない）。まさしく一人芝居に立ち会っているように思えた。それはそれで、観客としてたいへん感動的な場面でもあった。

さすがに私はすこし不安になっていた。いつまでこういうことを続けたらよいのか見当もつかなかったし、いくらセッションの終わりにはケロッと元に戻るとはいっても、不必要に退行を促進させているのではないかという疑問も拭えなかった。

面接開始後五カ月がたって、いつものように患者がやって来た。私のほうから「今日も、お父さんのところに会いに行かれますか?」と聞くと、彼女は笑って「もう会いに行くのはやめました」と答える。いったいどうしたのか尋ねると、「やっと、お父さんの夢を見ました。お父さんが言うには『もうおれのことは心配しなくていい。元気でやっているから。もう会いに来てはいけない』って。わたしもこれでやっと気持が楽になりました」と。その後、症状は軽快(消失はしなかった)。ジョン・ウェインや三船敏郎といった男っぽい父親像を思わせる映画スターの出てくる夢を繰り返し報告するようになったが、九カ月後、夫の転勤にともない引っ越すこととなり、通院が困難となったのに合わせて、とりあえずの終結とした。いわゆる転移性の治癒のようにも思われた。

後に同僚の一人にこの症例の経過のことをかいつまんで話してみたところ、「まるで恐山のイタコのような治療ですね」と冷やかされてしまった。それ相応の逆転移が治療を支えていたことを、かなりあとまで自覚できないでいたことも確かではあるけれど。

また、精神病圏の患者の入院治療においても、いくつかの興味深い体験をした。そして入院場面においては、病院全体がひとつの「舞台」となって患者の内的なドラマが展開されるらしいことを身をもって学んだ[16]。数年後ある事情で病院を変わることとなり、青年期病棟での入院治療に積極的に従事するようになって、とくにこの感を強くした。そこでは、行動化傾向の強い境界例水準の患者のばあいなどにとくに顕著にみられたのだが、「転移劇」は面接場面や治療面係といった狭い範囲にとどまらず、病棟全体を「舞台」とみなして、内的世界のドラマを即興劇のようにふるまい、自己劇化していくことによって初めて体験化されて、自己の隠された「人生物語」の再組織化が生じていくことに気づかされることとなった[15]。その実例は紙幅の都合で割愛するが、彼らが多くの人間関係の重なりのなかで示すふるまいや態度、表情や言動・行動によって表現されるものすべてが、表現できる場を与えられて、象徴形成を担ったパフォーマンスとなる。病棟内では、「転移劇」は劇中劇・劇外劇として、入れ子のような構造をもちながら、しばしば拡大化され展開していくのである。入院場面での患者の内面のドラマは、「抱える環境」である病棟を舞台に投影され外在化されてはじめて、その姿を現わすといってもよいように思う。

以上のことを流行のパソコン用語になぞらえて比喩的にいえば、「転移劇」においては、圧縮され読み取れないかたちで無意識的に凍結されていたプログラム（「台本」といってよい。しかし、それゆえに現在の行動パターンに多大な影響と歪みをもたらしている）を、基本ソフトとでもいうべき治療関係での「舞台」の上でまずふるまってみることによって、「劇」のかたちをとって解凍し、実際に再現化し現前化した後に、そのストーリーを明らかにし、よりよい「物語」の改訂版を作り直す作業（一種の取り出し可能のファイルとして「物語化」し保管する）を繰り返すといえるかもしれない。順次、この観点からもうすこし詳しく「転移／逆転移」のことを考えてみることにする。

「転移劇」の視点からみた転移／逆転移

以下、転移劇の観点から照らしてみた転移／逆転移の諸相を、できるだけ私自身の経験に即して述べてみたいと思う。じつはこれは、現時点の私の日ごろ留意したり考えたりしていることを、試論的に思いつくままあげたもので、覚え書の域を出ないものであることを、あらかじめお断りしておきたいと思う。

転移現象とその日常性をめぐって

まえに私は、転移という現象の本質について、フロイトにならって「治療者（および治療構造のなかで出会う多くの人たち、これが入院治療の場合に加わる〕との人間関係のなかに、患者の抱えている問題がかたちを変えてドラマのように反復再現されてくることにある」と述べた。治療関係という人間関係のなかに、患者が問題としてもつ対人関係パターン、つまり幼児期からの歪んだ体験や対象関係、充分に生きられなかった体験、外傷、さまざまな感情がすこしずつ再生され、充分に展開されてはじめて、患者／治療者双方がそれを認め理解することができるようになるといってよいように思う。それをフロイトは、あの有名なドラの症例報告「あるヒステリー患者の分析の断片」のなかで、以下のように明言している。[4] すこし長いが大事なところを引用してみる。

転移とは何か？　それは分析の進展によってもたらされる衝動や空想の改訂版と模写であって、医師という人間と過去に関係した人間とがその転移特有のやり方で置き換えられる。換言すれば、過去の精神的な体験のすべては決して過去に属するものになるのではなく、医師という人間との現実的な関係として再び活動し始める〔つまりこれが「転移劇」──筆者註〕のである。置き換えられるということを除けば、原型とは内容的にまったく区別できないような転移もある。同じ比喩を用いるなら、それは単なる増版、あるいはまったく変更のない再版といえるものである。他の場合にはもっと手が込んでいて、内容的にはほどよく和らげられて──これが私が昇華と呼ぶものである──体験されて、意識的なものにさえなりうる。それが、ある巧みに利用された現実的な特殊性──医師という人間の人柄、個人的な事情につながる──に関係しているからである。これはもはや新たに手を加えられた改訂版であって、旧版そのままの増版ではない。

もちろん、ここでいう「医師」とは、治療者あるいは精神療法家と言い換えていっこうにかまわない。この文章に引き続いて、あの有名な言葉「転移を扱う作業は全治療のなかでもっとも困難な部分である。それに比べれば夢の解釈、無意識の思考と記憶を引き出すことなどはたやすく学べるものだ」が述べられているが、それはさておき、引用した部分の後半はじつに意味深長であるように思われる。「転移がなぜ治療機序としてはたらくか？」という問いに対するひとつの答えとして、治療者との再演された劇的なかかわりそのものの進展が「改訂版」を作り出す可能性があることが示唆されているようで、たいへん興味深い（この点については、また後に再度ふれる）。

じつは一方で、転移的な人間の行動は、べつに治療に限られた特異なものではなく、広く一般の日常生活にもみられる現象であることも忘れてはならないと思う。それは、いろいろなかたちで私たちの行動に影を落とし、一生を通じて背後で作用しつづけるきわめて人間的なこころのはたらきでもある。あらゆる人間関係は、多かれ少なかれ転移的であるといってすらよいように思われる。転移現象がいかに日常的なものであるかの、そのみごとな文学表現としては、夏目漱石の自伝的小説といわれる『道草』(14)にまさるものはないと思う（まったくの余談になってしまうが、最近の演劇で、福田善之作俳優座公演の『ロマンス――漱石の戀』にも、それが多層的に、じつにいきいきと描き出されている。あたかも漱石の内面の精神分析を見るようですらあるが、もとよりそれは原本の『道草』が、作品的にいかに優れているかにほかならない。加藤剛の漱石が、人格の高潔さとそれゆえの孤独感の深さを示してあますところなく、抜群によい）。これについてもまた土居のたいへん読みごたえのある評論があり、併せて読まれるととても参考になる。(13) 土居によれば、主人公の建三の幼児期の苦痛に満ちた体験は、けっして遠い過去のものとはならず、別のかたちで彼のこころの奥深く生きていて、「いざという場合には、突然現在に変化しなければならない性質を帯びていた」（これがまさしく転移）のである。それだけにとどまらないで、その苦痛を嫌とわかりながらも、みずから進んで繰り返しなめようとさえする。なぜ彼はあえて苦痛に再び身をまかせようとするのであろうか。つまり、なぜ転移的な行動を反復強迫的にあえてとってしまうのか？　次の土居の解釈には、逆説的な人間行動への深い洞察が含まれていて、感銘深いものがある。(1)

それは決して彼が苦痛自体を求めるからではない。むしろそれを克服しようとしたからである。彼は本当はその記憶から逃れたいと思っている過去の経験を敢えてくりかえすことによって過去の束縛から最終的に救われることを望んだのである。言い換えれば彼は過去と和解したかったのだということもできる。そしてそのことが成就しない限り、彼の問題は片付かないし、「一遍起ったことは何時までも続く」と彼は考えたのである。

おそらく、治療関係のなかにおいても「患者はみずから抱えている問題を、なぜ転移現象として、苦しみもがきながらも繰り返し反復再現化するのか？」という問いへの答えが、ここに示されているように思う。過去を現在のものとすることで、治療者とのかかわりのもとで、「和解」という改訂が試みられようとすること（転移のもつ「改訂への促し」という治癒作用）に、真の治療的な意味あいがあるといえよう。

実際の面接において、転移を扱い理解していく技法として、広く知られている代表的なもののひとつに、過去・現在を問わず患者が語る体験上の重要な登場人物や出来事は、すべて「いま・ここ」で治療者に対して体験していることとして、とりあえず全部重ねあわせて、自分に結びつけて考えてみるというものがある。それこそ「雨ニモマケズ」の反対で、「アラユルコトヲ自分ヲカンジョウニ入レテ」ということになる。本来はまずさきに、面接場面を「舞台」に、その場で反復再現されつつある治療者や治療状況に対する感情体験があってはじめて、それに結びつくような連想が、あたかも劇中劇のように浮かび上がってくるというのが、現実に近いような気がする。極言すれば、この場で治療者とのあいだで心的に体験されていないこと以外はなにひとつ表出されえないのだ、と理解しておけばよいように思う。転移／逆転移が、表面的な言語的交流のなかに際立たない治療（たとえば絵画や箱庭、夢などを用いた広義の表現精神療法）のばあいも同様で、それは治療関係のなかに現に存在し、大きなはたらきを担っている。否、その表現作品のなかに転移状況が織り込まれていないかぎり、表現そのものが第一、成立しえないともいえる。観客のいない所では演劇が成り立たないのにも似ている。それは治療者－患者間の相互作用で生じる共同作業であり、重要なコミュニケーション・プロセスだからでもある。表現行為を行為たらしめるための状況設定として、その前提に、治療関係がいつも存在している。たしかに治療関係のすべてが転移／逆転移ではないにしても、その果たす役割は大きい。後述のように、それが扱われるのかどうか、治療操作の対象となるかどうかは、また別問題である。表現作品の背後に治療者との関係があってこそ、ひとつのリアリティがもたらされるのである。

上記のことは、意外に、日常的に頻繁に生じている事柄でもある。ただ、現実生活は決まった状況設定をいつもつわけではないし、人間関係も複雑にからみあって展開されるのが普通なので、純粋なかたちで観察するのは困難なことが多いだけである。単純な例をいろいろ考えてみたが、あまり良いものが思い浮かばない。卑近な例で恐縮だが、たとえば、ある男性がそれほどまだ親しくない若い女性に対して、かつての恋愛体験について、それがいかに素晴らしいものであったかを滔々と語ったとする。聞き手のほうは、初めはそれほどでもなくても、聴いているうちにだんだんと、なんだか相手の女性になったような気分にさせられてくる。知らないあいだに、恋人気分に浸って、うっとりしたりもする。しばしば、またそこから新たな恋愛が始まることもある。逆のばあいもある。よく知られた経験的事実だとは思うが、恋愛で悩む女性の相談にのっていた男性が、知らないあいだにその当の女性と恋仲になってしまうことが、なぜか起きやすいものである。これが臨床的に生じたならば「転移の劇化」とか「転移の振り付け」とかよばれるもので、語られる内容と目の前の人間関係とが、いつのまにか重なりあって目の前で演じられ、現実化してしまうことを指す。このように転移現象は、その性質上しばしば現前化し、現実そのものの体験を作り出す。恋愛ならばまだよいが（よくはないか）、さんざん知り合いの悪口を言う人物に出会ったりすると、どうなるか。「自分のことか？」と勘繰りだすと、きっとそうとう複雑な思いに駆られるにちがいないと思うが、そこまで考えるのはたぶん臨床家の陥りやすい職業病のひとつ（いま・ここでの転移状況の解釈が巧みであったW・ライヒは、後年パラノイアになったといわれる）で、現実生活と臨床体験とをいちおうきちんと区別しておくことが作法だと思う。日常の現実は、心理ゲームのようにけっして解釈するものではないからである。

日常の生活はドラマチックな出来事の連続ではあっても、それはしょせんドラマではない。生臭い現実からは「物語」は生まれえない。事実は小説よりも奇なりとはいっても、新聞記事はとうてい小説にはなりえない、『道草』がそのよい例で、もちろんこれは漱石の日記ではないし、私小説ですらないのである。そこには脱中心化し、自己を超越しようとして「ひろく見渡しながら微笑している」作者の確固たる視点で貫かれた、ひとつの創作的世界が開示されているからである。治療も、小説がある個人的な体験を素材に創造がなされるのとまったく同様の過程をたどって、ある特殊な仮構性をもった「舞台」の上で、患者が抱えている問題をもとに、象徴形成を伴って自己劇化が展開され

てはじめて、物語化していくことができるともいえる。(9)

ここで私たちは、話の流れに従い、舞台設定に目を移すことになる。

「演出家」としての治療者

精神療法においては、非日常的な空間が作り出されることによって、治療者も患者もまったく日常とは異なった役割を演じることになり、面接劇は展開されていく。「転移劇」とよぶゆえんでもある。そしてまた、「面接を劇として見る場合その筋書きは、被面接者の抱えている問題をどう理解し、どう解決するかということになる。それゆえ、この劇の主役は被面接者で、面接者は脇役である」ということが一般的である。(2)

この点については、すこし話が横道にそれるが、ドイツ文学者であり宗教者でもあるインモースが夢幻能と精神療法の類似性（主としてユング心理学に依って「心理劇」としているが）について論じており、たいへん興味深い。(7) 彼に大幅によりかかって述べるなら、能は一種の象徴劇であり、その「舞台」の上で展開されることはすべて患者の精神内界の出来事であって、内なるコンプレックスや心的な問題の外への投影ということになる。夢幻能の多くでは、前段で諸国一見の旅の僧侶がワキ（つまり脇役）として登場するが、これがじつは精神療法家である。彼はある史跡を訪れ、昔ここで何か起こったのかを村人に問う。この村人が前シテ（前段の主役）であり患者でもある。たいてい村人は、謎のような言葉を暗示して、姿を隠してしまう。それからワキは眠りに落ちて、そのあとはすべて、この旅僧のみた一夜の夢のなかの出来事として、劇中劇が展開されていく。この点も、治療者の逆転移や逆投影同一化による象徴形成としての意味がありそうで、たいへん示唆的でもあるが、そこではじめてシテ（主役）はみずからの正体を名乗り、亡霊としての身現しをし、みずからの来歴を語りはじめる。それらはいずれも苦悩に満ちた出来事で、亡霊たちはいまなお煩悩を断ち切れず、ために浄土に参ることができないでいる。武士は敵への遺恨を含みつづけて、恋に敗れた女は不実な男をいまだに怨み、子どもに先立たれた母親は死んだ子への哀惜を乗り越えられないでいる。彼らはそういう地獄の責苦を舞と謡で提示していく。能のこのようなドラマは、いわば無意識の世界で起こる劇化された内容を示している、とインモースは考えている。「情念がつき動かされ、緊張が破れ、相反する感情がせめぎ合ってとどまることがない。しかしもし彼らの内なる葛藤を外へ放射し、舞台の上の演者間の行為に変換することができれば、そこには治療としての心理劇が生まれる。……心理劇は、夢に似て、無意識から浮かび上がってくる一つの形象である。この形象は、隠れていた葛藤を劇の形でとことんまで推し進め、そうすることによって終極の解決、治癒へ辿り着く」のである。[7] 夢が劇化のかたちをとりやすいことは、フロイトやユングの発想のなかにすでに認められる。そこでは、転移が行為として繰り返されるのと相似して、考えたり思い出したりするかわりに、具体的な場面が現われ、行動し体験することが生まれてくるのである。

　夢幻能では、とくに後段においては、治療者（供養して浄土に導く）であるはずのワキは舞台の隅に座しているだけで、後シテの相手となるわけでもなく、さしたる大きな役割を担っていないかのようにみえるのは、なぜであろうか。おそらく「後段のすべてのことはワキがみた夢」という点にいちばん大切なところがあるのだと思う。ベテランの能役者が演じることの多いワキは、いわば自分のこころの内側の出来事として「舞台」そのものを抱える機能を担っているのである。最近流行の言葉でいえば、コンテイナーとしての治療者の機能（ビオン）、「容器としての治療者」ということになろうか。[9] 換言するならば、治療者のはたらきの最も重要な部分は、舞台の上に、さまざまな患者の投影を担って、あくまで脇役あるいは共演者としてではあるが、転移対象となって「役者」として登場することにあるのではなく（もちろん、その重要性までを否定しているわけではない）、「演出家」として劇的空間を作り出して、舞台そのものが円滑に展開されていくように舞台設定をし、舞台を抱えてその維持管理に極力努めることにあるように思う。

　じつはこの点こそが、さまざまな治療の設定の違いによる技法の差異を生じさせ、学派によってしばしば議論が噛みあわない問題をもたらすもとともなる。それは「舞台づくり」としての治療の構造に密接にかかわることでもある。たとえば背面法を用いた週四、五回の標準の精神分析状況は、いわば強い「転移」を作り上げ、直接操作の対象として取り扱おうという特殊な「純粋培養」的な実験状況であり、「抵抗」として、いやでもそのことが直接の話題となるような場の設定の構造をもっている（このことを発想したフロイトはやはり天才だと思うが）。私自身は受けた経験も施行した経験もまったくないので、ただ想像するしかないが、外国で個人分析を受けられた方の話では、それは相当強烈な転移感情をともなうらしく、「寝ても覚めても、いつも頭の横に治療者がこびりついている感じで、たしかに強い恋愛感情に似ている」類のものであるという。もしそれが週一回の対面の面接で早期から起こるようなら、それは境界水準以上の重篤な自我障害を疑わせる指標ともなる。たしかサリヴァンがどこかで「強い転移感情は、むしろ治療関係の失敗によってもたらされる」という意味のことを述べていたが、ある面では傾聴に値する言葉だと思う。私の経験でも、日本の文化状況にもよるのであろうか（それとも私の個人的な資質にかかることなのか）、通常の週一回五十分程度の面接では、転移／逆転移状況は、たしかに背景に深く存在するにしても、治療者が不用意に仕掛けないかぎり、目の前の治療者との関係が直接話題に出されるということは、それほど多いことではないように思う（最近の学会などで、治療者のほうがあるストーリーに基づいてかなり早い段階から「転移の振り付け」を行ない、筋書きどおりに現前化させてしまったのを、治療の展開であるとしている、じつに不可思議な症例報告すら散見する）。神経症水準に限るならば、むしろほとんどされずに終結にいたる症例のほうが圧倒的に多いとさえいえる。言及されるのはおおむね、治療関係の維持が大きな危機に瀕しているときに限られるようで、それはたとえば夫婦がおたがいの関係について話しあうときは離婚か臨終の際くらいにしかないのと同様である。親に「わたしのこと、大好き？」などと、ほどよい環境で育っている子どもは、まずめったに口にしないものである。本来的に人間にとって関係性は、分析されたり解釈されたり解消されたりする性質のものではなく、まず第一に育まれて、いきいきと生きられるものだからであろう。転移／逆転移関係もけっしてその例外ではなく、ただ「象徴的次元」[19]としての舞台の上で生きられることが異なるだけであるともいえる。またそれゆえ、「演出家」がどういう表現形態を選び何を目指して舞台設定をするかに似て、治療構造の設定は「舞台づくり」としてつねに不可分に治療の目標や展開と結びついているということをも、けっしてないがしろにすべきではないと思う。

「舞台」のもつ中間領域性とプレイ

ここですこし視点を変えて、「転移劇」を支える「舞台」のもつ意味と、なぜ転移／逆転移関係の展開を「劇」としてとらえることが治療的に有用であるかについて、以下に簡単に考えてみることにする。この点については、まえにあげたフロイトの論文のなかに、転移神経症の説明として、よく知られている次のような重要な記述がある。[5]

記憶想起を起こす手がかりとなる中心的な方法は、転移の操作である。われわれは反復強迫の権利を承認し、それをある特定の領域内で、自由に発現させておくことによってそれを無害なものに、いや、むしろ有用なものにするのである。われわれは、反復強迫をほとんどまったく自由に展開させることのできる広場、披分析者の精神生活の隠蔽されている病的本能をわれわれの前に展開させてみせる任務を負わされた広場として、転移を許すのである。……転移は、病気と健康な生活との間の中間領域を作り出すのであり、前者から後者への移行はこの領域を通じて完成されるのである。この新しい状態は病気としてのすべての性格を引き継いではいるが、しかもそれは人工的な病気であって、そのどの部分に対してもわれわれが手を加えることが可能なものである。それはまた同時に、（現在的な）現実体験の一部でもあるが、とくにそれを生むのに好都合な諸条件によって生み出されたものであり、またそれは一時的な状態であるという性質を有している。

ここで述べられている広場あるいは中間領域が、じつは転移劇の「舞台」の内実でもあるといえる。この部分にふれて、すでに小此木が「この中間領域とか、一時的な移行の状態として転移神経症を理解するとらえ方は、おなじみのウィニコットの治療論にも当然つながるものを含んでいる」と指摘していることはたいへん重要であると思う。[17] 周知のようにウィニコットは、移行現象として「外的現実でもなく、内的世界のことでもない、その両者の中間領域に属する事象」として、子どもの発達における「遊び」をたいへん重要視するとともに、治療におけるそれをまた重要視していることは、以下の言葉でも明らかである。[21]あたかも転移現象は移行現象としての「遊び」でもあると、明快に述べられているかのようですらある。

精神療法は二つの遊ぶことの領域、つまり、患者の領域と治療者の領域が重なり合うことで成立する。精神療法は一緒に遊んでいる二人に関係するものである。以上のことの当然の帰結として、遊ぶことが起こりえない場合に、治療者がなすべき作業は、患者を遊べない状態から遊べる状態へ導くように努力することである。

そしてまた、我が国におけるウィニコット研究での第一人者である北山が、英語の「遊び」playという言葉のなかに「劇を上演する、扮する、役を演じる」という演劇的創造の意味があることに着目し、「転移の劇化」論（彼はこの点を強調するため、従来からあるドラマタイズという言葉のかわりにプレイ・アウトをあてて「劇化、遊出、演出」としている）を展開している[10]のは注目に値する。北山によれば、舞台となる治療空間は、まさしく可能性空間としての「中間領域」であり、「遊びにおける転移の分析は、言語化に直接つながるものでなく、治療者を相手に転移を再び生きるというコト水準の比喩的交流につながるもの」であり、「治療者は何か起きているのかをできるだけ理解しながらも、実際は遊び相手になりながら、ついていくようにすればいいということを原則とするのである。劇化された転移で『台本』を書くのは患者であり、その相手になって『筋書き』を読むのが治療者の仕事である」とされ、これまでの私の論述とも共通の認識を示して、学ぶべき点がじつに多い。また「問題は遊べない患者に対して、治療者に患者の創造を予感しながら遊ぶための包容力と演技力があるがどうか」とも述べられ、前述の演出者としてのワキの抱える「器量」の問題とも重なりあうように思う。

繰り返しになってしまうが、転移／逆転移の現象は、ひとつのプレイという意味での「劇」として、象徴過程につながる重要な体験的な出来事として扱われるのがよいと思う。それが非日常的な仮構性をもつがゆえの真実性を示すことは、実際の演劇が観客に及ぼす効果と等価でもある。この観点は、とくに重い病理水準の症例が引き起こす厄介な転移現象を理解していくためにたいへん有用であると思う。

　そのようなものの代表格として、いわゆる転移性恋愛の問題がある。[6] 成田は適切にも、そこに生じやすいある種の患者の不平等感について注意を喚起しており「精神療法という仕事は罪深いものにもなりうる。それゆえ本来畏れ憚るべきことなのである」とのたいへん重い言葉を述べていて、[13] まったく同感させられる。私も以前、前治療者の恋愛転移に対する不用意ともいえる一言によって（おそらく治療者の逆転移的な行動化だと思うが、そしてまた、マイヤーが指摘しているように、患者の過剰な投影を引き出してしまうような治療者の「鉤」が大きく作用していたと思うが）[11] 急性の精神病状態に陥り、シビアな自殺未遂をした若い女性の治療を、危機介入的に引き受けたことがあった。たまたま患者が心理学科の学生だったので、家族から見せられたその遺書には「これがたとえ転移であろうと、私はあなたを愛しています。だからもうこれ以上生きてはいけません」とあって、治療の加害性と患者の哀しみの深さに胸を打たれたことを思い出す。それがたとえかりそめの「人工的な病気」（フロイト）であったとしても、ぶち壊して現実に引き戻せばよいと思うのは、治療者の驕りでしかない。むしろそこにある、けっして結ばれることのない「悲恋」の劇を完成させるためにも、演出家としての役割に守られながらではあるが、その「役」の振り付けを引き受け、一時的に担い、みずからも傷つきを分かちあう「劇中の登場人物」の立場に身を置かなくてはならない。これは、患者の投げかける内的世界のドラマにおける内的対象に同一化していく、よく知られたラッカーの述べている治療者の「補足型同一化」[18] にも結びつく問題だと思うが、それによってはじめて治療者のなかに激しい感情が引き起こされ傷つき、また、それをとおして、彼らの傷つきと哀しみになんとか接近し、理解し、共感しうることもしばしばである。治療者はけっして「藤十郎の恋」（密夫という役作りのために、お内儀を道に外れた恋にいざない、結果自害させてしまう歌舞伎役者の話である）などであってはならない。またときとして、転移／逆転移関係のもつ相互性ゆえに、治療者も一過的に精神病水準にまで陥ってしまうような体験に近づくこともあり、それによってのみ患者が生かされ癒されることすらあることも知っておきたい。

　さきにふれたように、入院治療（とくに青年期患者）においては、病棟全体がひとつの「舞台」となる。[15] 舞台裏に入り込まずにその設定された枠内に収まるかぎりにおいては、とりあえずは自由に保護された病棟の空間の中において、患者は行動として示すことによって、自己を表出していく機会を充分に与えられる必要がある（それを「まるで巨大な箱庭づくりをしているみたい」と述べた患者もいる）。また時に応じて、それにつきあい相手になって劇化を深め、彼らの生きられてこなかった感情体験にまで導いてくれるスタッフ側の応対も不可欠となる。それは前述の「内的世界と現実世界とをつなぐ中間領域としての治療空間」[12]のなかのことでもあり、そこでの患者の行動は次第に「一つの現実であると同時に、多重な意味を帯びた象徴的な『遊び』になる」ことが重要である。

このように、病棟のもつ現実性と劇としての仮構性を抱える治療環境においては、患者にかかわる治療スタッフ自身も、現実の対象としての職業的な役割と、患者の「劇中の人物」としての役の振り分け（患者のもつ対象関係の反復的な再現として、状況転移とよべる）という二面を同時に生きることになって、しばしば感情的に揺り動かされたり困惑してしまったりしがちである。その際、患者がその場で示す強い愛着や激しい攻撃を、すべて現実の自分に向けられたものとして考え、ついつい実際的に対応してしまうことも多いが、「いま自分も、患者の演じるドラマの登場人物として配役され、隠された物語の再現化のために共演しているのだ」と受け止め、共感的に理解することができれば、ずいぶんゆとりをもって適切に応ずることが可能となるのではないかと思う。厳密な意味でいうとそれは、患者の抱えている内的ドラマの再演ではあっても、かつてあった現実そのままの反復ではないことにも留意したい。「見捨てられてしまった！　わたしは一人ぼっちだ！」と泣き叫ぶことは、じつは患者にとっても初めての体験なのであり、そこから新たな関係可能性が展開されていったりすることも多い。また、そのような理解をもった応答のもとでのみ、より重症の患者の示す行動表現も、新たなかかわりが育まれるまで忍耐強く受容し、支えつづけることができるようにもなってくると思われる。

「物語」の創造と改訂作業について

さきに、フロイトが転移による反復再現化のことを「出版物の再版と改訂版」にたとえている箇所を引用した。それは、広い意味での治療関係のなかでの劇的な展開が、原本の上に繰り返し書き込まれ織り込まれていくことによって、新たな「物語」として再創造され改訂される可能性を示唆したものである。目の前で治療者を相手に「転移劇」として演じられた体験そのものが、物語を書き変える原動力ともなる。治療関係が終わったあとに新たな人生の「物語」が残るのがよい。そして治療者自身は、砂の上に書かれた文字がやがて押し寄せる波にかき消されていくように、時の流れのなかで次第に忘れ去られるのがよいと思う。失恋の相手が忘れられないように、いつまでも治療者のことを思いつづけるような終わりかたは、あまり望ましいことではない。

もちろんそれはプラスの面ばかりでなく、ときとしてマイナス面にも作用する点に気をつけておきたいと思う。多くの不適切な治療によって、改訂不能なまでに強引で恣意的な書き込みのなされた症例にしばしば出会うからである。そのような患者の治療を次に引き受けることじたいが、また際限のない恨みやルサンチマンを再生産することにもなって、そうとう困難な事態を招きやすい。かつて「精神病質人格」とよばれていた人たちや、医療に対して好訴的になりやすい人たちのなかに、その痕跡を見いだせるばあいすらある。たとえば、治療者の有能さを見せつけるような一見ブリリアントな解釈が、繰り返し、いくぶん乱暴に、過去の母親の養育の失敗（「母原病」などというい やな言葉がその最たるものであるが）などの体験に集中されたりすると、たいていのばあい、本来はいま・ここで治療者に向けて体験されている羨望や憎しみの感情が、それこそ逆向きに遡行的に転移され、固定化されてしまう。その結果、「あのとき、こうしてくれなかった。こうなったのはすべて親のせいだ」との激しい憎悪はいやがうえにも増し、家庭内暴力として破壊的に現実化されてしまったりする。

このような失敗例は意外に多いようである。昨今なにかと話題にされる「幼児期の早期外傷説」の復活も、性的外傷や近親相姦の事実を幼児期に見つけ出そうとし、なんとか患者の内界に押し込んでしまおうとする治療者の強引な態度そのものが、じつはきわめて近親相姦的でもあり、そのことの直接的な反映による「歪んだ物語」の再創造の可能性も、けっして否定できないのではないかとさえ思える。

最後に臨床例ではないが、「目の前の人との劇化されたかかわりが、転移的に反復再現化された過去の内的な問題を改訂していく」実例をみごとに示していると思われる、ある演劇を紹介して終わりにしたいと思う。それは井上ひさし作の『シャンハイムーン』という戯曲で、たしか数年前の谷崎賞受賞作でもあり、以前ＮＨＫ教育テレビの芸術劇場で「こまつ座公演」として放映されたこともあるので、きっとご存じの方も多いと思う。[8]

それは上海の地下に潜りながら文筆活動を続ける魯迅と、妻と、彼をこころから敬愛し支援する何人かの日本人の物語である。彼は虫歯の治療に使われた笑気ガスを引き金として一種の朦朧状態となり「人物誤認症」に陥ってしまう。それはことごとく、こころのなかで負債となっている過去の人々ばかりで、その済まない気持は、無意識的には、自殺願望にまで高められてしまっている。人物誤認というのもじつは、目の前の性別・歳格好の似た支援者に文字どおり「転移」され劇化されたものであり、強い罪の意識が繰り返し再体験される。それはまた、ひとつの劇中劇のかたちをとって治癒劇として展開されていく。そのなかでもとくに、北京でひどい仕打ちをしてきた第一夫人を現在の妻に「転移」し、その許しを得ようとするシーンが圧巻である。詳しくは原作にあたっていただくとして、魯迅の罪責感がこのような劇化をとおして、なぜ、すこしずつ癒されていくことができたのかを考えてみると、それは、誤認された周りの人たちがことごとく、現実の対象としても、彼の気持を深く理解し暖かく許したからにほかならない。つまり、彼が朦朧としたドラマのなかで、目の前の治療的な関係（実際、劇のなかでも、治療劇が意図されて、登場人物は誤認された人物になりきって、許す役を演じている）を充分に生きることができたからこそ、過去の物語は現在の体験を織り込み直し、和解の体験となり、新たな改訂版を創造することを可能にしたのである（前述の、転移の「改訂への促し」の作用）。劇の終わり近くで彼はこう述べている「頭を下げなければならないのは、このわたしです。みなさんの生き方、みなさんそれぞれが紡（つむ）いでこられた人生の物語が、わたしを治してくれたのですから。みなさんは名医です[8]」と。

今日の我が国を代表する舞台演出家の一人、蜷川幸雄は、演劇の目的を簡潔に「ありえたかもしれない自分に出会うこと」としているが、これはそのまま、精神療法が目指すものとして考えてもすこしもおかしくはない。この言葉をとりあえず拙論の結びとしたいと思う。そして、私の考えている「転移劇」がいかなるものであるか、その実際の雰囲気だけでも、すこしなりと読者の皆様にお伝えできたならば、これにまさる喜びはない。

(1) 土居健郎「漱石の『道草』について」『精神分析』(創元社、一九六七年)。
(2) 土居健郎『方法としての面接——臨床家のために』(医学書院、一九七七年)。
(3) 土居健郎「『道草』について」『漱石の心的世界——「甘え」による作品分析』(弘文堂、一九九四年)(文献1の書き直し)。
(4) Freud, S. (1905) 細木照敏・飯田真訳「あるヒステリー患者の分析の断片」『フロイト著作集 5』(人文書院、一九六九年)。(引用の訳語は文献20を参考に一部変更してある。)
(5) Freud, S. (1914) 小此木啓吾訳「想起、反復、徹底操作」『フロイト著作集 6』(人文書院、一九七〇年)。
(6) Freud, S. (1915) 小此木啓吾訳「転移性恋愛について」『フロイト著作集 9』(人文書院、一九八三年)。
(7) Immoos, T. (1977) 尾崎賢治訳「心理劇としての能」『エピステーメー 4-3』(朝日出版社、一九七七年)。
(8) 井上ひさし『シャンハイムーン』(集英社、一九九一年)。
(9) 河合隼雄『心理療法序説』(岩波書店、一九九二年)。(特に引用はしていないが、治療における「物語」の重要性について大きな示唆を受けた。)
(10) 北山修『錯覚と脱錯覚——ウィニコットの臨床感覚』(岩崎学術出版社、一九八五年)。
(11) Meier, C.A. Projection, Transference, and the Subject-Object Relation in Psychology. *J. of Analytical Psychol.*,4.21., 1959.
(12) 成田善弘『青年期境界例』(金剛出版、一九八九年)。
(13) 成田善弘「青年期患者と接する治療者について」『青年期患者の入院治療』(成田善弘編、金剛出版、一九九一年)。
(14) 夏目漱石『道草(漱石全集第十巻)』(岩波書店、一九九四年)。
(15) 岡田敦「青年期患者の入院精神療法」『青年期患者の入院治療』(成田善弘編、金剛出版、一九九一年)。
(16) 岡田敦『精神科臨床における〈壁〉』『心理臨床 3-8』(一九九五年)。
(17) 小此木啓吾「想起、反復、徹底操作と治療的退行」『フロイトの治療技法論(精神分析セミナーⅢ)』(岩崎学術出版社、一九八三年)。
(18) Racker, H. (1968) 坂口信貴訳『転移と逆転移』(岩崎学術出版社、一九八二年)。
(19) Samuels, A.Symbolic Dimensions of Eros in Transference-Countertransference. *Int Rev. Psycho-Anal.*,12.199., 1985.
(20) Sanndler, J.et al. (1971) 前田重治訳『患者と分析者——精神分析臨床の基礎』(誠信書房、一九八〇年)。
(21) Winnicott, D.W. (1971) 橋本雅雄訳『遊ぶことと現実』(岩崎学術出版社、一九七九年)。

第九章

治療者が傷つくことと生き残ること

鈴木 龍

フロイト派とユング派が合同するならばまずロンドンで、といわれる。著者はそこで訓練を受けてきた人である。そして本章では「傷ついた癒し手」と「生き残る母親」のイメージを手がかりに、自験例をとおして、みずからの無意識的逆転移が気づかれていったプロセスがヴィヴィッドに語られている。一体に、日本の心理臨床家は、被害者としてのクライエントに共感することには長けているが、攻撃者としてのクライエントを見ていないことが多い。クライエントが攻撃者であるとき、じつはカウンセラーは被害者なのである。そのことに気づいていないために、本文にあるとおり、カウンセラー自身が発病することさえある。この「被害者としてのカウンセラー」が傷ついた癒し手であり、生き残る母親なのである。そこからカウンセラーが甦るとき、クライエントはおのれの攻撃性を自分のものとして摂り入れることができる。しかしそのことは、個々のカウンセラーがおのれの経験を深めることによってしか果たされない。そして深めることの意味がすこしでもわかるためにも、こうした事例報告はまだまだ必要であろう。

はじめに

転移は必然的にアンビヴァレントなものである。私はこの小論で、陽性転移が支配しているときに陰性転移が姿を現わす治療状況（とくに治療における休みや終結に直面した状況）を考えたい。そこでは治療者が傷つき陰性の逆転移が生じやすいから、その無意識的影響のもとで治療者が転移を扱うことは容易ではない。この転移／逆転移状況の治療的意味を、ウィニコットの「治療者が生き残ること」とユング派の「傷ついた癒し手」という観点から考えていく。

よくある治療展開

私たちに起きやすい典型的な治療展開は次のようなものだろう。治療者はクライエントの訴えと物語に共感的・受容的態度で耳を傾ける。クライエントは「自分に関心を向けてくれており、自分のことをわかってくれている」と感じる。そのとき治療者に対して「なんでもわかってくれる優しい母親像」が投影されて、理想化をともなった陽性の転移が生じる。治療者のほうにも陽性の逆転移感情が起きる。自分を信頼して秘密を分かってくれるクライエントに対して「なんとかしてあげたい」と思う。

それだけではない。理想的母性像は日本文化に深く根づいており、治療者のなかにも存在するものだから、それに同一化して、クライエントのことを思う「良い母＝治療者」が体現されやすい。実際、クライエントのこころにピタリ寄り添うことが得意な治療者は多いし、それなりの成果をあげている。クライエントは気分的に楽になるし、症状も改善して、それで治療が終結になるばあいもけっこうある。

しかしながら、それだけでは二進も三進もいかない事例がたくさんある。クライエントがそうした治療者との良い体験を利用できなかったり台無しにしたりするからである。一見うまくいって治療が終結したようにみえても、よくみると内容的には中断にちかいばあいも多い。そのようなとき、アクティング・アウトが見過ごされている。セッションへの遅刻やキャンセル、実生活において親子・夫婦・友達など対人関係でのトラブルなどが生じている。それは「現実的な理由のため」と説明され、実際、身体の調子が悪いとか、家庭や仕事の都合などの事情がある。だから、治療における休みの接近とかセッションでの主題との関連を考えてみないと、転移的側面が見えてこないのである。

ところが治療者は、その可能性に目をつむり、見ても見ぬふりをしてしまうのである。そこには治療者への否定的感情が込められていることが多いが、それは扱われないので、面接では外見的には良い関係が続き、そのうちにクライエントが「そろそろこのへんで」と言いだしたり、休みがちのなかで中断になってしまうのである。治療者のほうも、嫌気がさして積極的に関係を切ってしまうこともよくある。

このように、陽性転移の支配のなかに陰性転移が出現してくると、逆転移で治療者が傷つきやすいため、治療的取り扱いには困難が伴う。これから事例をあげて、その困難について検討を加えたい。

事　例――T夫人

彼女は四十代半ばの主婦で、十年まえから始まっためまいと歩行困難を訴えて心理療法を受けに来た。診断は不安神経症で、一回目の治療は私の留学中にロンドンで行なわれ、彼女の帰国のため八カ月で中断になり、これから述べる経過は日本で再開された治療からのものである。はじめに、約束した六カ月の期限が終わりに接近してきたころのことを述べる。

彼女は終結について不安になったが、おもに問題にしたのは夫の態度であった。「治療が終わったら、夫がもとどおりになってしまう」と不安を話す。結婚生活で彼女は、会社員である夫に付き従ってきたが、病気になってはじめて、夫は彼女に協力するようになった。終結に直面して、夫との関係がなにも変わっていないのではないか、と不安になったのである。

たまたま終結予定の直前に引っ越しをせざるをえなくなり、私は両方が重なる負担を考慮して、わりと気安く治療を三カ月延長した。そうしたら彼女が安心すると思ったが、あいかわらず夫への不満を訴えつづけ、「病気のときは家事をしなくてもすんだが、元気になったら家事をしなくてはいけない。そうしたら、自分がやりたいことは何もできなくなってしまう」と訴えた。私は問題を現実生活のレベルでとらえて「それは自分の立場を主張できるかどうかによるのではないか」と言うと、「言っても、夫はまったく受け入れない」と言う。「問題は自分にあるのではなく夫が悪いのであり、彼が変わらないと解決しない」と他責的に感じていたので、私は彼女に対して共感よりもいらいらさせられ、むしろ夫への同情が引き起こされた。これまで私はそのように感じることはなかったので、じつは彼女は密かに治療者に苛立っているのではないか、それを私は逆転移で感じ取っているのではないか、と疑った。その感情は治療終結に関係していて、彼女を見放し、手助けしようとしない治療者への憤りが無意識的に生じているのではないだろうか？

彼女は分離や喪失の不安に対して、理想化された母性像との同一化で対処してきたとも思われる。ところが、母親代わりであった伯母の死亡をきっかけとして発症し、末の娘が成長して彼女の手から離れはじめたことが症状の悪化を引き起こした。彼女が大学生であったとき、姉が両親の反対を振り切ってスキーに行っているあいだに父親が急死し、姉はめまいのため数カ月床に伏すことになったというが、クライエントの症状が姉の症状と同一であったことは興味深い。彼女の問題は本質的には、喪失に対する抑うつ反応と同等のものだろう。この家族における同一化の強さの背景としては、彼女の母親が十三歳のとき関東大震災で両親を一度に失い、喪失があまりに巨大であったため喪の仕事ができなかったことが影響を及ぼしていたと考えられる。分離があまりに破壊的であるという不安のため、おたがいに分離できなかったにちがいない。その不安は、治療の終結という局面において必然的に喚起され、治療者との別れに直面したときの転移性の感情を理解することが、治療の中心課題であるだろうと私は考えていた。

実際、彼女は「ここ一、二回、先生の態度が夫と同じようだ」と不満を遠慮がちに表わした。私はそれに対して「『元気になったのだから、もう自分でやっていけ』と手助けしようとしないわたしに、腹が立ってはいないだろうか。夫に対して感じているのと同じように」と問うと、話をそらしてしまい、まったく深まらない。その後の面接でも、彼女はあいかわらず「夫は思いどおりにしようとする。抗議すると怒鳴る。夫のいやな面が鼻につく。そうかと思うと急にベタベタしてくるので、同一人物とは思えない」「もう、いっしょにいられない」と不満を語るので、私は、二人の関係が悪化して離婚になるのではないか、と案じた。悪化の一因は、彼女のほうが夫を思いどおりにしようとすることにある、と私には思われ、それを彼女に「強引にわからせたい」という気持になる」という逆転移感情を私は面接記録に書いているが、にもかかわらずこの段階では私はその意味を深く理解していなかった。

彼女は離婚の可能性をはっきりと否定した。私が心配した「離婚」とは治療者との関係の悪化と別れのことだと、またもや私は反省する。実際、彼女は、私との関係が終わる不安にも直接ふれていた。なんとかして終わりを否認しようとしていた。たとえば「終わっても、先生の一般むけの話があるときは知らせてくれますか?」と問うた。私は、終わることが治療的に重要であると考えたから、彼女の要求を受け入れなかった。すると彼女は「自分だけ相手のことを思っていてもしかたない。きれいに忘れてこころを切り替えよう」と言った。それと同時に彼女の不安と不満は身体化して、終結予定の十二月末が近づくと、訴えの一つであったお腹にガスが溜まるという症状がひどくなった。

「夕方二、三時間、ガスを抜こうとして苦しむ。やっぱり自律神経失調症だろうか」などの訴えが続いたので、私は終結を再度三カ月延期することにした。

それから冬休みまでの二回の面接は不安に満ちていた。彼女はそのころ行なわれた娘の手術に直面することを恐れ「見たくない。見舞いをしたくない」と言った。身体的にも「目がチカチカしてよく見えない」と訴えた。こころのなかの苦痛を見たくない彼女の気持を私は面接のなかで問題にしているが、私も不安で混乱していた。そのためであろう、面接記録は粗雑である。

ところが冬休みが明けると、彼女は休みまえの治療者の態度を直接的に非難攻撃するようになった。「先生は、わたしが話したことを、わたしが思ってもみなかった意味にとった。腹を立てているようだったが、なんで叱られているのかわからない」と批判しはじめた。興味深いことに、それからは窓際に座っている私の表情が逆光ではっきり見えないから背後のカーテンを引くよう要求するようになった。休みまえとちがって彼女は苦痛なことを見ようとしている、と私には思えた。彼女は対決するように「(治療者が)穏やかな言いかたをしなくなった」「以前は理解してくれたのに、いまは夫のように一方的に押しつけてくる」「問いをはぐらかすし、わたしが思ってもいないことを極端に言う」と厳しく追及してきた。

私は、それは彼女の私についての内的イメージが変化したからだと思った。分裂の機制に基づき、理想化された「なんでもわかってくれる母性的治療者像」から「迫害的な厳しい治療者像」に変化したものと思い、「あなたをよく理解した以前のわたしと、厳しい態度をとるわたしは、同一人物なのに、現在そう思えないのではないだろうか。夫や以前のかかりつけの医者に対して感じているのと同じように」と言うと、彼女は即座に「ちがう」と言った。

そのとき、彼女のイメージが私のなかで変わっていたことに突然気づいて、私はハッとした。いまでは面接に臨むとき「疎ましい女性だな」と感じている。以前は彼女にとても良い感情を抱いていたのに、それをすっかり忘れているではないか。いやな感じを抱いている現在では、以前好ましい印象をもったときのことが信じられない……。それは私の逆転移におけるクライエント像の分裂についての初めての自覚だったが、治療の展開にとって決定的なことだった。以後それによって、治療関係は改善されていったのである。

彼女はこれまでとってきた防衛的態度を振り返って「昨年の十一月ごろから、わたしは不安を見ないようにしてきたと思う」と語る。彼女は臨時の面接を求めてきて、治療者の態度の変化を問題にして「先生が遠のいていく。どうしてそうなったのか」と私に対決した。私が「それ以前にすでに、わたしへの感じかたが変わってきていたのではないか。そのため、わたしについて異なった印象をもつようになったのではないか」と言うと、「どうせ苦しむだけだから、最後まで残っていないで自分から遠ざかろうとした。しかしその後、考えかたを変えたんです。最後まで残っている」と強調する。そこで「傷つけられると、怒りのために相手の良いところが見えなくなるのではないだろうか」と私が問題にすると、「ちょうど雲が引いて覆われるように、陽の光が見えなくなる」と答えた。彼女は「はじめて先生の気持がわかった」と感じ、「これまで先生はそのことをずーっと指摘してきたが、その大切なことがわからなかった。これからは怒鳴られても（！）大丈夫です」と述べた。もちろん、怒鳴ったことに私が異議申し立てしなかったことを明らかにしておこう。

治療関係の変化と並行して、夫との関係も変化した。彼女は興味深いエピソードを物語った、「手助けをしない主人に腹が立ち、出張にでかける彼に『行ってらっしゃい』と言わなかった。送り出してからとても後味が悪かったんです。帰ってきた主人はただ『ケンカしても、行ってらっしゃいぐらい言えよな』と言っただけですが」と言う。この話をしながら彼女がいきいきした表情に変わってくることに私は印象づけられたが、エピソードの意味がよくわからなかった。この体験が重要であった理由は後のセッションで明らかになった。じつは出張前に夫は、彼女が頼んだパンジーを買ってきて庭に植えておいてくれたことを、夫が出かけてから彼女は発見したのである。「それなのに、けんかしたまま送り出してしまった。主人にこころから悪かったと感じて、長いあいだ泣いたんです」と彼女は語った。私は非常に感動させられた。これは、彼女が傷つけてしまった夫の気持を思いやることができた体験であるが、彼女自身「わたしは長いあいだ思いやりを忘れていた。それが戻ってきた」と述べている。

治療はそれから数回後に終わった。

転移／逆転移

この事例においては、治療終結との関連で転移が問題になった。クライエントが訴えた不安は、夫婦関係という現実に関してだった。実際の心理療法においては、外的な現実生活のことが話題になることが多い。その話を転移の文脈で理解するには、治療者は複眼的な聴きかた・考えかたを必要とするし、現実生活の現実性と転移の理解とのバランスを保たなくてはならない。ここで訴えられた夫婦関係の困難は、治療者との関係にとって象徴的意味があったが、それを転移の文脈で扱うことは、わたしには容易なことではなかった。そのおもな理由は、終結についてのクライエントの強い不安が治療者を支配したからと思われる。

私は転移をとりあげたが、彼女は「理解された」と感じなかったし、かえって防衛的になった。その理由のひとつは「解釈が押しつけである」と彼女に感じられたためだろう。実際私は「自分の意見を強引にわからせたい」という逆転移に気づいていたが、その程度と意味が理解できていなかったし、「彼女を理解しようという企て（解釈を含めて）が一方的な押しつけになっているのではないか」という可能性を考えて、そのことを彼女と話しあうなどということは、私には考えられない状態にあった。

逆転移の影響を深く考慮しないで転移の解釈をなしうる場面もたくさんあるが、治療関係で原始的な不安や防衛が問題になっているときは、逆転移の理解に基づいた転移の解釈が必要である。この事例は神経症圏であるが、分離喪失に直面しての抑うつ的不安と分裂の機制が問題になっている。そこでは、転移と逆転移を切り離すのではなく、転移／逆転移というふうに両者を結びつけて考えなくてはならない。クライエントが一方的に転移を起こし、その投影を治療者が鏡のように中立的に映し出すのでなく、転移に対して治療者は、逆転移で無意識的に反応しているのである。治療者はクライエントとの関係に巻き込まれているし、両者の関係は相互作用的なものである。じつはこの事例は、無意識的な逆転移の支配が治療者の私にようやく見えるようになっていった過程なのである。

私は、終結が近づいたときのクライエントの治療者像の変化を問題にした。彼女にとって夫は両極端のイメージに分裂していて同一人物とは思えなかったように、治療者も、これまでの「理解してくれる温和な治療者像」と「怒りっぽく強引な治療者像」に分裂していた。クライエントは治療者喪失の不安に対して「対象の分裂」という防衛で対処していると思われた。すなわち、一方は、永遠に別れることのない理想的な対象である。彼女は、治療が終わっても治療者と会える保証をなんとかして取りつけようとした。他方は、自分を見捨てて拒絶するような冷酷な対象であって、彼女は前者を母親像に、後者を父親像に投影していたと思われる。夫や治療者は、強引な押しつけをするファリックな存在であった。終結の不安のなかで「治療者は彼女にとって、これまでの理想化された母性的存在から、迫害的な父性的存在に変容した」と私は考えた。「自分だけ相手のことを思ってもしかたない。きれいに忘れてこころを切り替えよう」という感情の奥で、このような変化が起きていたと思われる。

これは、幼児が母親から何日間も引き離されたときによく観察されることで、ロバートソンが映画で示し、ボウルビィが詳しく論じたことである[1][4]。幼児が入院して何日かぶりに母親と再会したり、出産のため入院していた母親が家に戻ってきたときに、幼児は母親のほうを見向きもしない。母親に喜んで飛びつくどころか、知らんぷりをする。幼児にとって母親は、もはや「優しい母」ではなく「見捨てる母」に変化しているからである。

問題は、こうした内的変化があるとき、その行動をとおして現実の母親のありかたに大きな影響を及ぼすことである。実際「暖かく抱きしめてあげよう」と期待して面会に来る母親は、子どもに拒絶されて傷つけられる。母親が傍らにいるうちに和んできて子どもが抱きついてくれればいいが、なかなかそうしないと、母親は深く傷つけられる。自分が「もういらない」と言われているようで、母親のほうも腹が立ってきて「それだったら、あんたのことなんて、もう知らない」と、そっぽを向いてしまう危険性がある。

じつは同じようなことが治療場面で起きるのである。このような幼児の反応を私たちは心理学的知識として知っているから、「母親は子どもの気持を察してあげなくてはならない」と専門家として思う。ところが自分が治療者であるときにクライエントが同じようなふるまいをすると、強い不安が引き起こされて、いま何が起きているのか見えなくなってしまうのである。この主題こそ、陰性転移が起きたときの陰性逆転移の問題である。

治療者が生き残ること

クライエントの内的な治療者像の変化は、治療者に意識的・無意識的な影響を強力に及ぼす。治療者は理解しようとする意識的姿勢をもっているから、問題は無意識的な影響のほうであることはいうまでもない。「こんな治療者はなんの助けにもならない。これまで『理解してくれる』と思ってきたのは幻想だった」とクライエントは感じ、治療者は「治療者が与えるものは偽りの関心と愛情にすぎない」と中傷され、投げ捨てられる。現実生活の事情を優先させてキャンセルを頻々とするようになる。「もう治療を続けても意味がない」と言ったりもする。

いままで治療はとても大切なものであったのに、これまでに達成された治療的成果も否認されやすい。「ほんのちょっとしか良くなっていない」「なにも変わっていない」とクライエントは絶望的になっている。これは治療者にとって耐えがたい状況である。治療者はこれまで治療が前進してきた。役に立っていると感じてきたのに、いまや治療者として、役立たずであり無能な存在であるという感情を抱えていかなくてはならないからである。直接的に無能だと攻撃され非難されるだけではない。クライエントが治療に幻滅し絶望する現実に直面して、治療者は無力感を抱き、深く傷ついてしまうのである。

そのようなとき治療者が陥りやすい危険性は、腹を立ててしまって「それだったら治療には意味がない」と治療者のほうから中断にむかって動きだしたり、「来る気があるのかどうか。それはあなた次第だ」とクライエントに突きつけてしまう。すなわち治療者自身が陰性の逆転移に支配されて、クライエントから投影された拒絶的な治療者像を文字どおり実現してしまうのである。スーパーヴィジョンや事例検討において、私は治療者がこのような困難と危険性に陥るのを何度も何度も経験してきた。

この事例でも、終わることの不安に支配され動揺するなかで、私はいらいらし強引にわかせらたい衝動を感じていたが、逆転移の奥で生じていたのは、私のクライエント像が分裂し変容していて、彼女の良いところが見えなくなっていたことである。私は彼女にとっての治療者像の分裂・変容を問題にしていたが、そのなかで私自身が同じ問題を抱えていることに盲目であって、そのため私は実際に、ある程度は拒絶的で迫害的な治療者像を体現していたように思われる。それは治療者としての危機であった。

私がここで論じているテーマはウィニコットが「治療者が生き残ること」として概念化したことである。[8] 彼によると、主体が対象を攻撃して破壊するが、対象がその破壊を生き残ることの発見が、心的発達には重要なのである。母親が赤ちゃんの攻撃を生き残ること、つまり、赤ちゃんが母親の乳首を噛んだり傷つけたりするときに（空想では乳房／母親は破壊されるが）授乳する母親（「環境としての母親」）が痛みを耐えて生き残ったのを発見することによって、対象が主体の一部ではなくて別個の存在であることを発見してゆく。反対に、噛まれたことで母親が怒ってしまって幼児への態度を変えるならば、母親は、空想での対象と同じように破壊されたことになる。

こうした観点から彼は、治療においては分析家が患者の攻撃を生き残ること、すなわち「攻撃に報復しないこと」が重要であると強調するのである。攻撃だけでなく、治療者が患者の不安や要求・行動化などの圧力に対して治療者としての立場を失ってつぶれてしまうならば、それは生き残ることにならない。[2] 患者は治療者の生き残りによって、攻撃によって破壊されたり報復的になる対象は空想的な主観的対象であることを発見するのである。

ウィニコットが「生き残る survive」という言葉を使用したことからわかるように、攻撃によって治療者は実際、深く傷つけられ、苦痛が引き起こされる。攻撃がたいしたことなくまったく傷つかないようなことが問題にされているのではなく、母親にせよ治療者にせよ、深く傷つけられ、しかし回復することを彼は意味したと思われる。

この事例では、クライエントに対して私は無意識的に報復的になりかけていた。彼女が治療に留まり私に対決を挑んだことに助けられて、私は逆転移における分裂を理解することができ、彼女をより全体的に見ることができるようになったのである。それが治療者として「生き残ること」であったが、それによって彼女自身の治療者像はより統合され全体的なものになったと思われる。彼女が語ったエピソードは、夫を傷つけたという罪悪感と思いやりの体験であり、それはクラインによって「抑うつ的態勢」とよばれたものである。(7) こうした内的な変化があったからこそ、彼女は治療者と別れていくことができたと考えられる。

傷ついた癒し手

そこで次のような疑問が生まれる。もし彼女の転移性投影によってこんなにも無意識的影響を受けなかったら、私は治療者としてより適切に機能することができたのではないだろうか。そこには私の個人的な要因（神経症的傾向とか傷つきやすさとか）がはたらいていないだろうか。私の逆転移はラッカーのいう神経症的逆転移(5)なのではないだろうか。私の神経症的病理的部分が転移によって刺激され、そのため私のなかでクライエントのイメージが分裂し極端になったのではないか。

私はその可能性を否定できない。「私たちは分離喪失に際して、分裂の機制と妄想的不安の態勢に退行しやすい」とはクラインの洞察であるが、(7) クライエントとの終結と別れへの私の反応には、私のほうの個人的要因が寄与していたにちがいない。とくにこの事例は帰国直後の治療であり、海外で学んだ心理療法が日本人で有効なのかどうか、彼女がよくなったかどうか、不安な状態にあった私の心的状況が逆転移に関係していたと思う。そうすると、神経症的逆転移のために私は治療者として傷つきやすく、「生き残ること」が危うかったことになる。

またこの問題は別のアングルからも見ることができる。それは、私が投影同一化によって「傷つきやすかった」からこそ、クライエントの痛みと困難を深く感じ理解することができたという観点である。私は、転移において彼女の治療者像が分裂していて、それは統合されなくてはならないと知っていた。しかしそれは外側から、高所から、健全な立場から、病的なものをみる理解のしかたであって、内側から彼女の不安と痛みにふれた共感的理解ではない。

ところが、みずからの傷ついたこころの現実をとおしてはじめて、私は彼女を思いやることができたのである。このように考えるならば、私に傷つきやすいところがあり、クライエントによって無意識的に傷つけられたこと、そしてギリギリのところで生き残ったことは、彼女を癒していくうえでは必要な条件であったと考えることができよう。

治療のなかで治療者が傷つくことの治療的意味は、ユング派の分析家が探究してきた。「傷ついた癒し手 wounded healer」がそれである。病いと治癒力、患者と治療者という両極を結びつけるこの神話的元型的イメージは、古代の宗教的な癒しにおいても現代の分析的治療においてもはたらいているが、この「傷ついた癒し手」という観点から治療的相互作用をみることができる。分析的治療においては、治療者と患者のあいだに「傷ついた癒し手」の元型が布置され、治療者がみずからの傷や精神病理にふれることをとおして患者の傷を共感的に理解するときに、それに助けられて、患者はみずからの無意識の内に新しい可能性を見いだす。患者の中に癒す力がはたらいてくるのである。グッゲンビュール－クレイグやグレスベックによるこのような見解はサミュエルズがわかりやすく説明している。(6)

この観点からすると「治療者自身の傷をクライエントの問題の共感的理解にどう使うのか」が重要になる。転移への無意識的反応としての逆転移は、神経症的逆転移から厳密に区別されるのではなく、むしろ両者のバランスが問題になる。実際クライエントからの転移性投影は、治療者の傷つきやすい部分に引っ掛かるから、両者は重なってくるばあいが多い。治療者自身の傷は、そうすると、クライエントからの投影の影響を受けやすい敏感な領域になるから、クライエントの深い理解に役立てることが可能になる。

そこには危険性もある。傷に同一化してしまって治療者として生き残れず、極端なばあい、治療者が発病したりすることもあるが、そうなってしまったら「傷ついた癒し手」でないことはいうまでもない。治療者は治療のなかで傷ついて、しかし自分自身もそこから回復してゆくことを通して、クライエントに対して治療者たりうる。この事例では、私は無意識的に否定的で拒絶的な治療者になっていたが、私が見失っていたクライエントの良いところを想起することができたとき、私は傷ついた状態から回復して治療者として役立ちえたと思われる。

そのためには、治療者がみずからの病理や傷を癒し回復したという個人的体験が大切であり、治療者が分析や治療を受けることが心理療法家の訓練のうえで重視されている。とはいえ、その重要性は治療者が完璧に分析され傷が完全に治癒しているという意味でではなく、傷の痛みとその修復についての体験的な知を、個々のクライエントとの具体的なかかわりのなかで新たに生き、それを共感的理解のために使うことに治療者自身の被分析体験が役立つという意味においてであると思われる。

おわりに

最初に述べたように、私たちは治療のなかで「理想化された母」に同一化することは（文化的背景に照らして考えても）容易であるが、その反面、陰性転移を扱うことは不得意である。「残酷な母」とみなされると、治療者としての立場を全否定されたと受け取りやすい。北山がいうように、献身的な母は傷つきやすいのである。[3]しかしながら、幼児によって傷つけられた母親が周囲の人々のサポートによって「抱かれる」ならば生き残ることができ、傷ついた我が子の気持を思いやることができるように、治療者も、スーパーヴィジョンや同僚との話しあいなどで「抱かれる」とき、みずからの傷つきを生き残り、それをクライエントの共感的理解に役立てることも可能になってくる。こうした可能性を開いていくことが、個人的にも集合的にもプロフェッショナルとしての私たちにとって重要であると思う。

本稿は一九九二年の心理臨床学会で筆者が担当したワークショップ「治療者が傷つくことと生き残ること——転移／逆転移との関連で」で論じた内容に基づき、その後の経験をふまえて考察を深めたものである。

（1）Bowlby, J.（1973）黒田実郎訳『母子関係の理論Ⅱ 分離不安』（岩崎学術出版社、一九七七年）。
（2）Casement, P.（1985）松木邦裕訳『患者から学ぶ』（岩崎学術出版社、一九九一年）。
（3）北山修『悲劇の発生論』（金剛出版、一九八二年〔増補版一九八八年〕）。
（4）Malan, D.H.（1979）鈴木龍訳『心理療法の臨床と科学』（誠信書房、一九九二年）。
（5）Racker, H.（1968）坂口信貴訳『転移と逆転移』（岩崎学術出版社、一九八二年）。
（6）Samuels, A.（1985）村本詔司・村本邦子訳『ユングとポスト・ユンギアン』（創元社、一九九〇年）。
（7）Segal, H.（1964）岩崎徹也訳『メラニー・クライン入門』（岩崎学術出版社、一九七七年）。
（8）Winnicott, D.W.（1971）橋本雅雄訳『遊ぶことと現実』（岩崎学術出版社、一九七九年）。

第十章

夢に現われた転移／逆転移

渡辺　雄三

転移／逆転移について考えるばあい、ユング派では、フロイト派と比べてより言語以前のレベルに重点が置かれているように思われる。フロイト的な意味の転移ないし逆転移をかならずしも望ましくないとする、ユング派的考えかたがあるのであろう。たしかにタヴィストック講義でのユングは、転移は無いにこしたことはないといっているが、「転移の心理学」では、本格的な分析では転移が避けられないことを述べている。結局、再構成的転移と元型的転移の差ということになるのかもしれない。本章は夢に基づいての転移／逆転移論であり、夢のなかにカウンセラー－クライエントの意識的・無意識的イメージが、再構成的・元型的なものを含めて複雑に絡みあって現われている。「クライエントの夢のなかにカウンセラーの逆転移を認めざるをえない」と著者のいうところが興味深い。著者のいうように、カウンセラーの見たクライエントについての夢があれば、もっとはっきりするのではあろうけれども。

はじめに

私は二人のユング派分析家から教育分析を受けて、日々の心理療法実践のほとんどを夢分析によって行なっている。当然、夢分析による心理療法においても、転移と逆転移の現象は、夢以外にも、クライエントと心理療法家が示すさまざまな行動や言葉、あるいは彼らが体験するさまざまな感情や幻想のなかに現われ出てくるが、しかしながら、夢分析家が最も関心を払うのは、やはり夢に現われた転移／逆転移の現象であろう。本稿では、「転移と逆転移」という、この非常に重要ではあるが厄介な課題に対して、とくに夢に現われた転移／逆転移の問題に焦点をしぼって考察する。

いうまでもなく「夢に現われた転移／逆転移」の現象は、基本的には、夢のなかのすべての対他関係のありかたに示されている。たとえば、外的な生活をそのまま映し出したような現実的な他者との葛藤が示されている夢にしても、その背後には当然ながら、転移の現象は潜んでいる。ことに夢に現われた相手が「先生」「教師」「医師」「治療者」「カウンセラー」「上司」などの像で示されるときには、それが心理療法家とはまるで無関係な第三者のこととして表現されていても、夢のなかでの関係を転移の現象として充分に考えておかなくてはならない。

しかし本稿では、いささか負担な作業ではあるが、転移と同時に逆転移の問題を考えるためにも、そして転移・逆転移をあくまで不即不離のセットとしてみていくためにも（「転移と逆転移」ではなく「転移／逆転移」とわざわざ表記するのはこのような理由による。そこでは転移は同時に逆転移の問題であり、逆転移はまた転移の問題になる）、私が臨床場面で実際に行なった夢分析のひとつのケースから、狭義の「夢に現われた転移」現象を示す夢、すなわちクライエントの夢に心理療法家（私）自身が出現した夢をいくつかとりあげて、夢分析における転移／逆転移の問題を考えてみることにする。

夢に現われた転移／逆転移の諸相　その一

「夢に現われた転移／逆転移」を考える資料として、初回時五十五歳の女性（土原由美子さんと仮に呼ぶ）に対する夢分析のなかから、夢に出現した心理療法家（私）の姿を、経過に沿って追ってみる。

土原由美子さんは、社会的に高い地位についてはいるものの非常に権威的で横暴で嫉妬深い夫に、長年苦しめられながら、夫の反対に抗して高校教師として勤務しつづけ、自分自身の生きかたを模索して夢分析を受けたクライエントである。夢分析は通算七年間一七〇回行なわれ、その間に全部で八六九の夢が報告されている。これらのなかには、さまざまな他者の姿をとって転移／逆転移の諸相が現われ出ているが、直接心理療法家自身が出現した夢は、全部で十五ほどである（クライエントが「夢のなかのこの人は、姿かたちは渡辺先生と違うけれども、イメージは先生そのものだ」と表現する夢があったりして、この数も正確にはなかなか定めにくい）。

土原さんの夢に最初に私が現われるのは、第九回の夢分析で報告された次の夢である。

夢三三　分析を夫婦で受けている。三重県かどこか遠いところまで行く。夫と妻は別々にするのだが、同じ日に受ける。わたしが部屋にいると男の人が来て、渡辺先生になにか「都合が悪くなって分析が続けられない」と言う。先生はいろいろ言うが、結局（男の人は）断って帰っていく。わたしは、先生と男の人とのやりとりが聞こえ、見えていた。「夫がやめてしまうと分析の効果は半減するのに」と、わたしは内心がっかりする。男の人が帰ると、わたしは玄関のところへ出てくる。そして先生になにか言おうとする。玄関には、むきだしでトイレの穴があいており、手にしていたウーロン茶の箱を（トイレの中に）落とす。先生は、取ってあげるという仕草をちょっとしかけたのに「自分で取りますか？」とわたしに言う。わたしは腕を差し入れて取ろうとする。中はコンクリートの穴で、どこからか光が射し込んで明るく、なにも汚物は入っていない。ただ周りはすこし汚れている。その下にポツンと箱。よく見えるのだが、腕を伸ばしても届かない。わたしはあきらめる。先生は知らん顔。ふたたび先生と話す。腕が汚れていて汚いのに、と思うが、「洗ってきます」とは言えない。さっき断りに来たのが（自分の）夫だと思っていたら、まったく別の夫婦の夫であった。わたしは先生に「毎日夫といっしょにいるのに、自分の夫の顔がわからない。いまの男の人を見ても、誰だかわからない。でも夫だと思った。夫の顔が覚えられない」と言う。ちょっと、表現できない感じを伝えようとしても伝えられないもどかしさを感じている。先生はあまり取り合わぬ感じ。でも、断りに来たのが夫でなくてよかった、と、ほっとする。先生は「みな県外から来るのですよ」と言う。

まずここには、夢分析を開始した当初におけるクライエントの不安が表現されている。「三重県かどこか遠いところまで行く」というのは、夢分析に対する負担や心理的な距離の遠さを表わしている。そして、夫と重なる「男の人」が「分析を断って帰って行く」が、夫との問題を分析場面にもちだすことに対する抵抗や、また、もしかすると、分析場面で心理療法家を独占しておきたいという無意識的な願望も示されているのかもしれないが、クライエント本人の夢分析に対する抵抗も、ここには重ねられているのだろう。

さて、この夢に示された転移の現象は「ウーロン茶の箱を落とす」「先生は知らん顔」「腕が汚れていて汚いのに『洗ってきます』とは言えない」「ちょっと、表現できない感じを伝えようとしても伝えられないもどかしさを感じている。先生はあまり取り合わぬ感じ」などの点に現われている。もちろん、これらを転移の現象として扱うまえに、夢分析場面におけるクライエントと心理療法家との現実的な関係性としてとりあげておく必要があるが、本稿では、とくに転移／逆転移の関係にしぼって考えを進めていくことにする。転移としてこの夢には、「両親に対して欲求や感情を表現することへのためらい」「甘えられなさ」「無視されているという思い」「気持をきちんと受け止められていない、というもどかしさや腹立たしさ」が表現されている。この回の夢分析において本人自身は「意識的には夢分析にとても満足しているが、でも、こころのなかにはヤンチャな部分があると思う」と述べているが、幼児期から自由に生きることを阻まれてきた「ヤンチャな部分」をどう生き直すかは、この人の重要な課題であろう。「ウーロン茶の箱を落とす」行為は、この「ヤンチャな部分」の表現であり、それによって両親の関心を試そうとする表われでもあるが、同時にそれは、汚物のなかから宝物を探し出す自己実現の旅に心理療法家を誘い出す秘かな企てでもあろう。

次に、この夢に示された「逆転移」の問題である。「夢に示された逆転移」などといいだすと、これはクライエント自身の夢なのだから、そこに逆転移の現象をみることはとても奇妙なことに思われるかもしれない。しかし、クライエントの無意識をとおして、心理療法家の逆転移感情がこの夢には確かに映し出されている。「（トイレの中にウーロン茶の箱を落として）先生は、取ってあげるという仕草をちょっとしかけたのに『自分で取りますか?』とわたしに言う」場面が夢に現われているが、私には、過剰な配慮をする母親のように、クライエントの感情や行動を先取りして、言葉にしてしまったり、直接手を出してしまったりするところがある。現実にこんなふうにクライエントがトイレに物を落としたら、つい「取ってあげる」と言ってしまいそうである。それを意識しているだけに、表面的には逆にかえって無関心にふるまってしまうところもある。そうした私のありかたが、この土原さんの夢のなかの私によく表われている。また、このクライエントに対して、初期のころ、病態水準が神経症水準ではとどまりきれず境界例的ではないか、と少々疑っていた。その不安や心配が、このような態度や、夢の後半部分における「先生はあまり取り合わぬ感じ」という距離をとった態度に表われたのであろう。

このように、クライエントの無意識的なセンサーを通して、クライエントの夢のなかにも心理療法家の逆転移は色濃く現われ出てくる。それゆえ、転移と逆転移はあくまで不即不離のセットとしてみていく必要があるのであろう。

ユングは次のように語っている[1]。

分析の経験からわかってきたのだが、患者が分析にきて話すはじめのころの夢には、ある点でとくに興味深いものがある。つまりそのような夢はしばしば、あらかじめ直接にたずねたとしても聞きだせないような、医者の人格についての患者の判断と評価を示しているのである。このような夢はしばしば、患者が医者から受けたと思っている意識的な印象よりもずっと豊かな内容を含んでいる。しかも無意識がしばしばエロティックな註をつけ加える。

夢に現われた転移／逆転移の諸相　その二

ユングはまた別のところで、「男性」と「女性」、「王」と「女王」などで象徴されるような相対立する二人が相互関係をつくりだすとき、そこには「男性」と「女性」そして「男性の無意識としてのアニマ」と女性の無意識としてのアニムス」の四者が相互に織りなす複雑な関係が形成されることを図式に示して述べている[2]。その図式にのっとれば、クライエントの夢を介して、夢分析の場での「クライエント」と「心理療法家」、そしてクライエントが報告する「夢のなかのクライエント」と「夢のなかの心理療法家」の四者が、次の図に示すような、意識と無意識とが交錯した複雑な相互関係を形成することになる（ここに「心理療法家の夢に現われたクライエント像」を加えると、もっと複雑な、とても興味深い関係が出てくるが、本稿ではふれる余裕がない）。

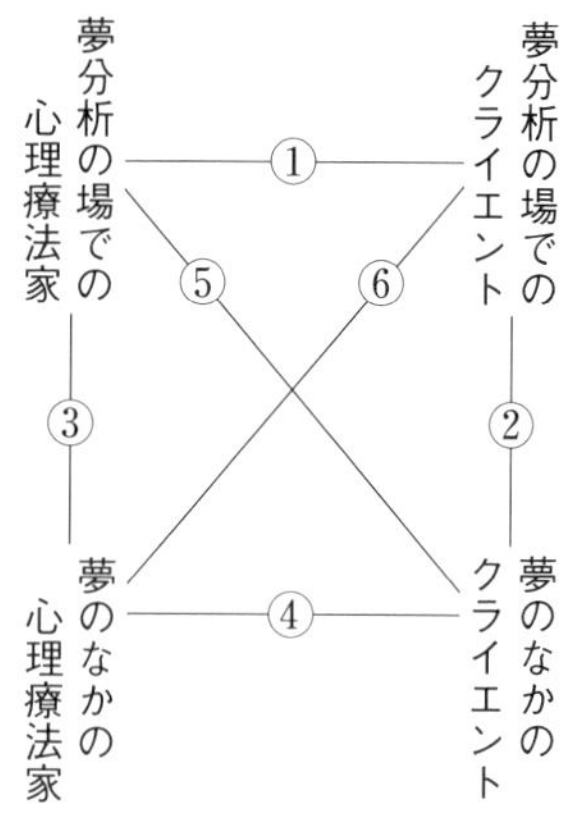

①は、夢分析の場でのクライエントと心理療法家の直接的な関係であり、夢以外の転移／逆転移が生起する場所である。当然ここで、夢がクライエントによって心理療法家に報告され、夢をめぐって対話が交わされる。

②は、クライエント本人が夢のなかの自分を眺め、内的に対話する関係である。クライエントは、夢をとおして自分自身の姿に直面することによって、無意識的な感情や欲望を自覚し、内省・洞察が生起してくる場所である。そしてその結果として、夢のなかのクライエントが、逆に現実のクライエントに影響を与え、変化を促すこともでてくる。

③は、心理療法家が、クライエントの夢のなかの自分自身の姿をとおして、クライエントの転移と心理療法家自身の逆転移を観察する場所である。ここでも、単に一方交通的に「夢分析の場での心理療法家」が「夢のなかの心理療法家」を観察するだけでなく、同時に「夢のなかの心理療法家」が現実の「夢分析の場での心理療法家」に影響を及ぼす、相互関係としてある。

次に④は、夢のなかでの「クライエント」と「心理療法家」の関係であり、クライエントと心理療法家との無意識的な葛藤や攻撃や依存などが生々しく表現される舞台である。

⑤は、心理療法家が夢のなかのクライエントの姿をとおして、クライエントの転移と心理療法家自身の逆転移を観察する場所である。この⑤の関係は、③の関係と切り離すことができないものであり、むしろ③と⑤を併せて同時に、心理療法家は④の「夢のなかのクライエント」と「夢のなかの心理療法」の関係と、そして転移／逆転移のありようを観察しているといったほうがよい。

最後に⑥は、クライエントが自分の夢をとおして心理療法家の姿を観察すると同時に、「夢のなかの心理療法家」によって影響を与えられる場である。ときには「老賢者」元型が投影されている「夢のなかの心理療法家」によって、クライエント本人が思いもつかないような忠告や知恵を示される場所でもある。
夢分析の場での「クライエント」と「心理療法家」、そしてクライエントが報告する「夢のなかのクライエント」と「夢のなかの心理療法家」、この四者のあいだには、以上簡単に述べたような六種類の相互関係が形成され、転移／逆転移がさまざまなかたちで現われ出てくる。それをふまえたうえで、ふたたび具体的な土原さんの夢に戻ることにしよう。

夢一三八　家の軒先にざら板。そこで友人三人と靴を脱いで先生を待っている。カウンセリングのようなことを勉強するための仲間、三人だけだとうまく話が始まらないと感じている。そこへ先生が現われる。姿は違うが渡辺先生。「もう靴、脱いじゃったの？」「靴ぐらい、すぐはけます」。先生は「軒先では落ち着かぬからどこか良い場所を探そう」との意。皆は先生といっしょに探しはじめる。思わしい場所がない。国立病院らしい病院の中をあちこち探しまわる。患者たちがテレビを観ながら順番を待っている。思わしい場所がない。わたしは「病院のすぐ裏に、わたしと友人（女）とで暮らしている部屋があったから、そこでやったらどうか」と言う。「ちょっとようすをみてくるわ」と言い残して、一人でそちらへ行く。ところが、わたしの部屋（アパート的なもの）がどんなに探しても見当たらぬ。建物はあるのだが、わたしの部屋がない。建物を出て皆のところへ帰ろうとする。駅の裏側にわたしの建物があり、表側に国立病院があるのだが、駅のほうへ行こうとすると、真っ暗な林の中に細い道がどこへ行くとも知れず通っているとか、神社の裏手の崖の上でそこを降りないと駅のほうへは行けないとかいうように、妨げられている。おまけに、すぐ上に車の通る道があって、ビュンビュン車が通り抜ける。わたしは、車道と林のあいだにある細い道を辿っている。いくつも林の中に通じる道があるのだが、危険がいっぱいのようで、そこへ入って行く気にならない。やっと、お寺かなにかの裏手から崖を降りてみると、駅よりだいぶ北よりに出てしまった。そこは地下街で、トイレの掃除をした人が水を流していて、びしょ濡れのところとか通りにくいところを通って行く。やっと来た、と思うと、今度は行き過ぎている。道沿いに屋台が並んでいて、暖簾がさがっている。この重たそうな汚い暖簾をくぐって道の上に出るのは難しいと思う。屋台と屋台の隙間からやっと道を上る。ふたたび駅のほうへ戻ろうとする。左手を美しいユーロライナーが通り抜けて行く。それと平行に川が流れているらしい。わたしは、川と車道に挟まれた一段と低い道を病院へと歩く。自分の部屋へ行きはじめたところから最後まで、わたしの歩きかたは、まるで水の中を歩くように抵抗が強く、一歩一歩力を込めないと前へ進めない。しかもその一歩一歩がおそろしくスローテンポ。「はやく戻らないと研修の時間がなくなる」と焦っているのに、どうしても前へ速く進めない。じれったくてたまらない。でもわたしは、ひたむきに歩きつづける。（第三二回）

まず夢の前半部分。ざら板の上で靴を脱いで待っているクライエントと、「もう靴、脱いじゃったの？」と話しかける心理療法家とのあいだに、すでに転移／逆転移の現象は出ている。前節の夢と同様、先を急ごうとするクライエントに対して、急激に深まることを恐れて、なるべく慎重に夢分析を進めていこうとする私のありかたが、クライエントの夢をとおして示されてくる。「先生は『軒先では落ち着かぬからどこか良い場所を探そう』との意」というところにもそれは示されており、何事にも用心深く、また、あわただしいことを好まない私の心性がよく出ている。

夢のなかでは次に、落ち着ける場所を「病院」の中で探しているが、夢分析を深めるためのクライエントと心理療法家の「空間」、そして最終的には魂の癒しを得るための「場所」こそを、夢分析のこの段階では、まだおたがいに探し求めているのであろう。クライエントは、自分の住んでいる部屋をその「場所」として提案し、一人で探しに出て行ってしまう。が、「ウーロン茶の箱を落とす」行為と同様、そこには、わたしに心理療法家としての職業的な枠をはずさせ、プライベートな関係に引き込もうとする無意識的な誘惑が示されているのかもしれない。

後半部分では、心理療法家のところまで辿り着くのにクライエントはたいへん苦労し、道に迷ったりしている。「まるで水の中を歩くように抵抗が強く力を込めないと前へ進めない」と感じているように、前節の夢に共通する、夢分析に対する不安と抵抗が現われている。この点で、クライエントが意識的に考えているところと、夢をとおして無意識が思っているところには、かなりずれがあったらしい。さきの図式を用いれば、①におけるクライエントと心理療法家の関係においては、夢分析に対してなんの不安もなく、積極的に分析を深めてゆこうとする意向が表現されていたのだが、④の関係では、「林の中に通じる道があるのだが、危険がいっぱいのようで、そこへ入って行く気になれない」などと感じているように、むしろ未知の世界に足を踏み入れることへの防衛がはたらいていたらしい。

夢に現われた転移／逆転移の諸相　その三

夢に現われた転移／逆転移の現象として、夢分析の比較的初期に示された二つの夢をとりあげたが、個人的な転移だけでなく、ユング心理学でいう元型的な転移の問題を考えるためにも、このあと夢分析の後期に現われた土原さんの夢をみてみることにする。

夢六〇七　ものすごく深い穴が見える。高い空から空中ブランコがいくつか下がっているのが見える。ずっと階段があって降りて行く感じで、階段の途中、左手に二人の人が座っている。階段を降りた先に緩やかな下りの白い道（石かコンクリートで造ったような）が続いている。この道は洞窟の中のように側面も上も白い壁で覆われている感じ。その途中にも二人ほど人の姿がある。——中略——分裂病に関する講演かなにかがあって、大きなホールの中にわたしはいる。ホールの中の人たちともいろいろやりとりがあったあと、わたしは渡辺先生に携帯電話をかけている。「わたしは男性性がとても発達している。男性原理で生きている」という意味のことをわたしは言う。先生は「そのせいで昨日も今日も（妻とのセックスが）できなかったんだ。あえて言うけれども」と言われる。わたしはこころのなかで「わたしが先生の分の男性原理もみんな吸い取ってしまったからだな」と思う。「人間関係にはそういうところがあるんだ」と思う。そのやりとりを、わたしはホールの中をゆらゆら歩き回りながらしている。「こんなわたしの姿や表情は、周りの人からは、まるで親しい友人か恋人としゃべっているように見られるだろうな」と思う。（第一〇九回）

この夢の中段で、「分裂病（統合失調症）に関する講演かなにか」という前置きがあって夢が語られているが、この回は他でも、内容ははっきりしないが同じように「分裂病に関するなにかがあって」という前置きをともなって報告された夢が三度も繰り返されていた。このことは「ものすごく深い穴」「ずっと階段があって降りて行く」という表現と重なって、統合失調症の世界に接近するごとく、夢分析も百回を越えて、無意識のかなり深い層に降りて行っていることを示している。また「親しい友人か恋人と喋っているよう」と表現されているように、それだけ転移／逆転移の様相も深くなっているのであろう。その体験のなかでクライエントは「心理療法家から男性性を奪い取っている」ような転移感情をもち、逆に心理療法家のほうは、インポテンツになってしまうがごとく、男性的な機能を障害されるような、逆転移にともなう体験を無意識的にしていたようである。

このクライエントの個人的な転移としては、幼いころから利発な子どもであったクライエントが、社会的に無力だった父親の代わりに、貧窮している家を救うべき小さな英雄としての家族の期待を一身に受け、家のなかで父親が果たすべき男性原理を奪い取っていたことを夢は映し出しているが（後に父親は、本人のアルバイト収入をも生活費としてあてにするようになる）、同時に、心理療法家自身も心理療法場面でクライエントから男性性を剝奪されるような体験をしていたのであろう。当時このことを私自身はほとんど自覚していなかったが、いまにして思えば、理に勝ちがちで知的な質問を投げかけることの多いクライエントに対して、少々、苛立ちと無力感を体験していたようである。

そしてこの体験は、単なる私の個人的な逆転移の問題を超えて、クライエントとともに心理療法家が無意識の深い世界に入って行くときには、こうした男性性を奪い取られるような体験、すなわち、明敏な意識状態が保てなくなること、抑うつ的な無力状態に陥ること、心身のエネルギーを吸い取られること、攻撃性が去勢されてしまうこと、理性の援助を求められなくなること、原始的な感情にとらわれること、などの「無力の体験」をするようである、この深い「無力の体験」のなかで心理療法家が生き残りつづけることは、たいへんに難しい。多くの心理療法家はこのとき、逆に理論によってクライエントを圧倒したり、頑なな技法によって我が身を守ったり、激しい怒りによってクライエントを抹殺したりして、結果的には心理療法家としての自分を破壊してしまうことになる。しかし、無力な傷ついた心理療法家の姿をクライエントにさらしつづけることによってのみ、クライエントの傷は癒される。心理療法家がいつまでも万能の輝かしい英雄であるかぎり、クライエントの傷はいっそう深まりこそすれ、けっして癒されることはないのだろう。

夢に現われた転移／逆転移の諸相　その四

夢六八九　十畳ぐらいの部屋に入る。車座のようになって勉強。小学生くらいの男の子たち。いちばん奥に渡辺先生が座り、あぐらをかいている。すぐその横にわたし。眠くて眠くて、目をあけていられない。先生にもたれて居眠り。先生が体（あるいは膝）を揺すってくださり、わたしも共に揺れてとてもよい気持。ちょうど、お母さんが赤ちゃんを寝かしつけるときのよう。毛布も掛けてある。我慢できなくなって、先生の膝を枕にして横になり眠ろうとする。いろいろなことがあって、すごい快感を味わう。台所のほうで物音がして、そこで働いているお母さんか誰かが食べ物かなにかを持ってこの部屋に入って来るらしいので、わたしは体の力が抜けてぐったりしているのだが、耳だけは研ぎ澄ましている。足音が近づいてきたような気がして跳び起きるが、その人は部屋に入って来なかった。男の子たちは、あいかわらず勉強。わたしも勉強を続ける姿をとっているのだが、まだ余韻が残っている。

（第一三七回）

この回が終わったあと、私は分析の記録カルテに「不思議なもので、先回私自身はクライエントに対して少々うんざりした感情を体験していたが、本人の体験は、この夢にあるように、私に抱きとめられ、満たされ、癒された体験として残っていたらしい。たぶん、クライエントが『充分に甘えることができた』と感じられたときは、その体験に本人が慣れていないために、こちらには、ちょっと独りよがりとか自分勝手とかいうように伝わってくるのかもしれない」と書いた。この「うんざりした感情」の背後には、当然のことながら、他者に近寄られることへの不安や警戒心という、往々にして私が体験する私自身の逆転移感情も重なっているが、しかし同時に、こうした逆転移感情を自覚することによって、心理療法家はクライエントとの心理的な距離を側り、共に退行する危険性を回避しているのであろう。

だが、この夢においてクライエントは、私の逆転移感情にもかかわらず、「赤ちゃんがお母さんに抱かれているときのようなすごい快感」を味わっていたようである。それまでの分析状況においてクライエントは「幼いころ、父親の膝に抱かれている妹たちの姿が無性に羨ましかったが、しかし自分はそれを口にすることがとても恥ずかしくて、じっと我慢していた」というエピソードを繰り返し語っていたが、その父親（より根源的には「母なるもの」）の姿がここに転移されて、満たされない欠落感をともなっていた幼児期体験が、すこしは補われ、癒されたようである。夢のなかでは小学生ぐらいの男の子たちが勉強しているが、前説の男性原理のテーマに通じる、「少女」というよりも、むしろ知的な目標に向かって一心に努力する「少年」に同一視していたような、その当時のこの人のセルフイメージが現われている。また「心理療法家に身を預けながら、台所にいる母親らしき人の気配に耳を研ぎ澄まし、気をつかっている」が、母親に対する安心できなさや気づかいがよく示されている。しかし、そのような個人的な体験を超えて、元型的な「母なるもの」の姿が心理療法家に転移されることによって、クライエントは深い安らぎをこの夢をとおして体験し得たようである。

夢に現われた転移／逆転移の諸相　その五

夢七六七　――前略――　先生が分析をしてくださっている。広い部屋で、弟（または長男）やその他の家族もいっしょにいる。わたしは紫矢絣の着物かなにかを着ている。先生が上だったか下だったか忘れたが、ともかく横になって抱かれている。表現できぬほどいい気持。着物は着たまま、先生も服をつけたまま、ただ抱きしめられている。終わって、わたしは体の中によろこびが満ちているし体がだるくてたまらないが、ぶ厚い綴じ合わせたノートを広げて「先生、どれが良かったのですか」と聞く。このノートにはわたしが絵と俳句のようなものを書いたものがぎっしり並んでいる。先生はいちばん初めの句を指して「俳句のことはわからぬが、この上からぶらさがっているものと下にある二つのものとの対比がとても良い。ゾクゾクするようだ」と言われる。ここに書き並べた絵と句はすべて妖美とか妖怪的な世界を描いたもの。そのなかの二、三をとくに誉めてくださる。わたしは嬉しくてたまらない。大きな画用紙をたくさん綴じたものがあって、それをわたしはめくって弟（または長男）に見せている。それはわたしが子どものときNHKかどこかへ出した作文か手紙かなにか。子どもらしい字でいろいろ書いてある。明日の結婚式（またはパーティか卒業式）に着ていくものを道路の真ん中の電柱にぶらさげる。さっきの矢絣の着物だったか赤っぽいドレスだったか。もう一着黄色のパーティドレスも持って来て、その上に重ねてぶらさげる。どちらにしようか迷っている。黄色いドレスを手にぶらさげて、ふと背中のほうを見ると、一面に薄黒く汚れている。これではとても着て行けない。母が「何メートルの布がいるの？　縫ってあげるよ」と言う。わたしは「だって明日の朝着るのよ、とても間に合わないわ」と言う。こころのなかで「もし縫うとしたら、袖付けをつくらずドルマンスリーーブにしたほうが、デザインのごまかしがきくわ」と思う。

（第一五二回）

省略した夢の前半では、友人が「渡辺先生よりもA先生がいいよ」と言うのに対して、クライエントは「先生の御本を読んで『ぜったいにこの人』と思って直接先生に分析を頼み込んだの。だから、わたしは渡辺先生がいいの」と答えている。これはほとんどクライエントの現実の体験に近いが、こうしたクライエントの過大な期待や幻想にさらされながらも、心理療法家があくまでも等身大の「ただの人」としてクライエントの前に立ちつづけることも、非常に難しい課題である。ことに、著書を出版したり学会などで活躍する心理療法家は、過剰な幻想や輝く英雄像が転移されることを充分に自覚しておかなくてはならない。そのような転移は、心理療法の初期においては、「英雄」に救い出されたかのごとく劇的な変化をクライエントにもたらすことが往々にしてあるが、それは一時的な転移性の治癒にすぎないだろう（当然、転移性の治癒によってその後の人生を幸福に過ごす事例も存在するであろうが、それは、信仰の目標にはなっても心理療法の目標にはならない）。その変化をほんとうに地上のもの、自我のものにしてゆくには、クライエントも心理療法家自身も、地上に落下した哀れな英雄を直視するような、大きな哀しみや失望や喪失感を体験しなくてはならない。これについては次節の夢をとおしてもう一度ふれることにするが、しかしここでは、元型的な英雄像の転移を背景にして、クライエントと心理療法家の性的結合が語られている。

前節の夢においても、元型的な「母なるもの」の転移に、エロス的な感情が色濃く重ねられていたが、ここでは、クライエントは心理療法家に抱きしめられ、性的なエクスタシーを強く感じているようである。夢のなかで、クライエントが心理療法家に抱きしめられ、性的なエクスタシーを感じているというのは、いったい何を表わしているのであろうか？　あるいは、そこではどのような転移／逆転移が体験されているのであろうか？

個人的な転移としては、自分の作品を心理療法家に誉められて「嬉しくてたまらない」感情を味わい、その後、子どものころの作品のことに話題が移っていることからして、両親に抱きしめられ、認められ、誉められている体験が転移され、また、それによって子どものころの欠落感がようやく満たされ、癒されているようだが、性的な体験をとおしてわれわれ自身、元型的な「母なるもの」「父なるもの」に抱きしめられ、受け入れられる体験をしているのだろう。しかし、性的な結合はそれだけの象徴にとどまらない。ユングは「転移の心理学」第五章において「結合」をとりあげて次のように語っている。[2]

生物的な次元の結合を、もっとも高い意味での「対立物の結合」のシンボルであると理解すべきなのである。これによって、一方では王の術における対立物の結合が、一般的な理解から見た「性交」と同じように実を伴ったものであることが表明され、また他方ではこれによって「作業」が自然に似せて行なわれるものとなり、それによって衝動エネルギーが少なくとも部分的には象徴的な活動に移される。そのような類似物が作られることによって、衝動と生物学的な領域の全体が無意識内容の圧力から解放される。

この夢でも、夢の最後に「結婚式」のテーマが示されているように、あるいは「この上からぶらさがっているものと、下にある二つのものとの対比がとても良い」と心理療法家が夢のなかで述べているように、やはり「対立物の結合」が色濃く象徴されている夢のようである。その「対立物」とは、クライエントのなかで人生をとおして拮抗・対立してきた「女性性と男性性」「意識と無意識」「ロゴスとエロス」などでもあろうが、転移／逆転移という本稿の主題に即せば、なによりも「クライエントと心理療法家」なのであろう。そして、そのあいだの深い対立、すなわち、治されるものと治すもの、傷ついたものと癒すもの、下にあるものと上にあるもの、子どもであるものと親であるもの、そして転移を投げかけるものと転移を受けるものなどの対立が、統合的に止揚されてくる。そこにおいては、転移は同時に逆転移の問題であり、逆転移は同時に転移の問題として現われ出てくる。

夢に現われた転移／逆転移の諸相　その六

夢八〇九　大きな部屋。家族がいる。大きな体（渡辺先生そっくりの体型）のおじいさんが、碁盤模様の着物を着て横になっている。その体の上へ直角に乗りかかって、わたしがしゃべっている。先生の手が先生のパンツの中に入っている。わたしは「おやおや、その手を洗いもしないで、いろいろなものに触るのかなあ?」と思う。すこし性的な感じがある。占領軍の裁判が行なわれていて、これからそれに行かねばならないのだったか、すこし記憶があいまい。ラジオがやはり裁判のようすを伝えていて、途中で不意に切れる。わたしのなかに「ナンセンス、不合理」という思いが湧く。同時に「ナンセンスでも、それが力の論理であって、それを受けて生きるしかないな」と思う。

（第一六二回）

この夢では直接的な表現はとられていないものの、これが、クライエントの夢に心理療法家の姿が出現した最後のものである。クライエントの夢分析は、一七〇回で終結しているので、これは終結間近な時期の夢である。

前節の夢で「横になって抱かれている」のとは対照的に、この夢では「（クライエントが心理療法家の）体の上へ直角に乗りかかっている」。このことに象徴されているように、前節の夢が心理療法家の「光」の部分を示しているとしたら、ここでは（姿勢すなわち見方や立場を九〇度変えてみることによって）反対に、心理療法家の抱える「暗闇」や「影」や「悪」の部分が現われ出てきている。しかし、もしも前節の夢に示された転移の段階で夢分析が終了していたとしたら、心理療法家は少々、不安と危惧を抱いたことだろう。輝く「英雄」像の転移のあとに、このような汚く醜い「老者」としての心理療法家像が出現することは、心理療法家にとって感情的には（逆転移として）おもしろいものではないが、心理療法の終盤として理論的にはありがたい。むしろこれも、前節で示された「対立物の結合」の結果であると考えるべきかもしれない。「対立物の結合」の結果として、ここには「賢者性」の背後に潜む老者の闇や悪の部分、薄汚さ、醜悪さ、好色性、自己愛性が露呈している。そういえば以前、とても口の悪いある臨床家から私は「自己愛的オナニスト」と揶揄されたことがあったが、たしかにここには、その側面が現われ出ている。

クライエントの転移をとおして心理療法家の逆転移が明らかにされてしまう。そして、こうした体験をとおしてこそクライエントは、光も闇も、善も悪も、ともに抱えもつ等身大の心理療法家の姿を見ることができるのであり、またそれによってこそ、長い年月いっしょに歩き、現実の両親像をも凌駕する深い転移／逆転移を交わした心理療法家と別れることができるのであろう。

土原さんの夢に立ち戻れば、夢の後半に、すこし唐突に「占領軍の裁判」の話が出てくる。それについて夢のなかで「ナンセンス、不合理」しかし「ナンセンスでも、それが力の論理であって、それを受けて生きるしかない」と思っているが、ここには、太平洋戦争の敗戦から占領軍支配下の日本において、両親の力のもとで聡明な親孝行な少女として苦労したクライエントの思い、そして結婚後の夫との生活のなかで忍従を強いられた日々への思いが、心理療法家とのあいだに転移されて示されてくる。心理療法家の上に乗りかかり、心理療法界を支配することによって、逆に、力の論理に支配されつづけてきた自分の人生へと連想が発展したのだろう。心理療法に対しても「力の論理に支配された」という怒りが重ねられているかもしれないが、しかしその根底には「たとえナンセンスなことでも、それを引き受けて生きるしかない」というクライエント自身の自立した強い決意と選択が表明されている。人生はナンセンスと不合理に満ちているが、人間はそれを引き受けて生きるしかないのであり、それが自立した人間のありようにほかならない。

以上、夢に現われたクライエントの転移の様相を観察すると同時に、そのクライエントの転移のなかに心理療法家の逆転移をみるという作業を行なってきた。

さきに刊行した拙著のなかで、転移の問題について私は次のように書いた。(4)

（ユング心理学にもとづく夢分析では）抵抗や転移の解釈も、フロイディアンが考えるように、心理療法にどうしても欠かすことのできない課題というよりも、（夢分析の）自然な流れを守るために排除しなければならない二次的な課題として、行なわなくて済むならば行なわない方がむしろよいような消極的な技術として考えられてきます。

ユングの「転移が存在しなければ、それだけよいことなのです。転移が存在しなくても分析の材料は（夢から）獲得できます」という言葉をこれまでもたびたび引用してきたように、(3)逆転移についてはともかく、転移に対しては積極的な治療的意味をこれまで私はあまり見いだしてこなかった。しかし、夢に現われた転移／逆転移の現象を夢分析状況で丁寧にとりあげることによって、ユングの言葉の底にある「転移現象の分析」と「夢内容の分析」との乖離を克服することができるように思われる。本稿でその一端を示したつもりだが、しかしそれにしても、私にとって転移／逆転移の問題は、やはり、まだ充分には消化されていない領域として残されている。

（1）Jung, C.G.（1952）野村美紀子訳『変容の象徴』（筑摩書房、一九八五年）。
（2）Jung, C.G.（1946）林道義・磯上恵子訳『転移の心理学』（みすず書房、一九九四年）。
（3）Jung, C.G.（1968）小川捷之訳『分析心理学』（みすず書房、一九七六年）。
（4）渡辺雄三『夢分析による心理療法』（金剛出版、一九九五年）。

終章　役割からの逸脱と再統合

成田善弘

本章は、どちらかといえば対象関係論寄りの転移／逆転移論である。しかしそこで云々されていることは、単なる精神分析の枠組を超えて、心理治療全般についていえることではないか。本書を通読してこられた読者にはそのことが痛いほどわかるはずである。もちろん、個々の治療関係が特定のわたしと特定のあなたのものである以上、あらゆる実践には多かれ少なかれ独特の味ないし癖がつきまとう。それをどれだけ一般化しうるかが理論化には不可欠なのであるが、本章ではそれを「治療者役割の逸説と再統合」ということでとらえている。じつは、どのように逸脱しどのように再統合するかのプロセスこそが重要なのであるが、その仕事は、古い自験例をいまの立場から検討することによって果たされている。ただし、転移によってこの難しい症例が意外なほどに安定したというのは、ここで述べられている以外の機序がはたらいたのかもしれない。心理治療にさまざまな立場と技法があるのは、そのこととおそらく無関係ではなさそうである。

はじめに

転移と逆転移は精神療法において、とりわけ精神分析的精神療法において、最も重要な概念であり、それをどう理解しどう把握するかは、治療者の治療観ひいては人間観にかかわると同時に、治療技法に直接かかわってくる問題である。本稿ではまず転移／逆転移の概念の歴史を粗描し、ついで「患者と治療者おのおのの役割とそこからの逸脱および再統合」という観点から転移／逆転移についての私の見解を述べ、さらに境界水準と思われるある患者との治療経験をとりあげてその諸相を検討する。

「転移／逆転移」概念の歴史

転移について

精神分析の第一症例といえる患者アンナ・O嬢は治療者ブロイエルに著しい転移性恋愛を起こし、ついには「ブロイエル先生の赤ちゃんが生まれてきます」と叫ぶにいたった。驚いたブロイエルは、妻とともに一時ウィーンを逃げ出さざるをえなかった。フロイトがそこに父親への抑圧されていた感情が治療者に向けて現われていることを見いだした。これが転移の発見であった。つまり精神分析の誕生の時期においては、転移は、治療を妨げるもの、回避すべきものであった。その後フロイトは転移を定義してこう述べている。[3]

転移とは何か、それは分析によって惹き起こされる衝動や空想の改訂版、あるいは模写である。しかしそれは早期のある人物を医師という人物に置き換えるという固有の性質を備えている。いい換えれば、一連の心理的体験の一切が、過去に属するものとしてでなく、現在の時点において医師という人物との関係にあてはまるものとして改訂される。

こう述べるときのフロイトは、転移を過去と神経症（現在）の架け橋、治療の行なわれる重要な場所と考えている。グリーンソンは「転移とは、現在のあらゆる人物に対して、ある感情や態度、防衛が体験されることであり、しかもそれがその人物に不適な反復――つまり早期幼児期の重要な人物との関係に由来する置き換え――がある場合のことである」としている。[7] このグリーンソンの定義は、患者の習慣化した反応型（性格の一部となっているような傾向・態度）をも含み、しかも、かならずしも分析状況で発生・発展するものにかぎらず、あらゆる人物に対して向けられるとする点で、フロイトの意図したものよりはるかに広い。[15] さらに彼は、転移の備えるべき特徴として、それが「過去の反復」であり「現在の時点で不適切なもの」であることの二つをあげている。

メニンガーは退行との関連で転移を論じている。[11] すなわち、患者は初めは「私は治療者から治癒を望む I want cure from the therapist」と言うが、分析の過程でこの間接目的語の退行が生じて、治療者が母になる。それにともなって他の要素も退行し、「幼児のわたしは母からの愛情を望む」となるという。

次第に分析家たちは、患者が治療関係のなかで示すあらゆるコミュニケーションを、早期幼児期の対象関係の転移として理解するようになっている。さらに最近では、投影性同一視の概念の導入により、患者は治療者のなかに自己（の一部）を見るばあいもあると考えられている。

転移とは、患者の過去と現在をつなぐ架け橋であり、患者は転移のなかで治療者をとおして、過去の重要な人物たちと、そして自分でも気づかぬ自己(の一部)と、意味深い対話をするのである。

逆転移について

転移について多くを語ったフロイトだが、逆転移について「逆転移」という言葉を直接用いているところは(ストレイチーによると)二箇所しかない。ひとつは「精神分析療法の今後の可能性」[4]という論文で、逆転移を無意識の層に属する治療上の抵抗として概念化し、その抵抗の克服のために自己分析の重要性を指摘しているところ、もうひとつは「転移性恋愛について」という論文で、女性患者の恋愛感情に対して治療者が起こす逆転移を戒めているところである。ただしフロイトは「逆転移」という言葉を用いることなしに、技法論文[5]のいくつかの箇所で、患者の心的な影響あるいは転移に対する治療者の反応や連想こそ最も重要な治療の手段であると述べ、治療者はそれゆえにこそ平等に漂う注意を保ち、患者のこころを映し出す鏡のような役割を果たさなければならないと説いている。

転移が、初めは治療を妨げるものと捉えられていたのに、次第に治療上最も重要な手がかりと考えられるようになったのと同様に、逆転移についてもフロイト以後の分析家たちは、それが治療を妨げるものであるよりは、治療者・患者関係の理解を深め治療を進展させる手がかりとなると考えるようになっている。とくに対象関係論学派は、投影性同一視の観念を駆使して、患者の精神内界と患者‐治療者の対人関係を関連させて理解しようとしている[2][12]。

ハイマンは、治療者が自分の感情を感知するというかたちで患者の無意識が表面化してくると考えた[9]。つまり、治療者の内部に生じてくる感情反応を、患者のコミュニケーションの隠された意味あいを理解するための有用な道具として使おうという考えかたである。

ラッカーは融和型同一視と補足型同一視という概念で逆転移を捉えている[14]。融和型同一視とは、治療者が患者の内的自己像に同一化することで、通常「共感」とよばれるものにあたり、補足型同一視とは、治療者が患者の内的対象像に同一化することで、たとえば「こんな患者では、母親が怒るのももっともだ」と感じるようなばあいをいう。

グリンバーグは、治療者が患者からの投影性同一視に翻弄されて、患者の振り付ける役割を無意識のうちに演じてしまうことを論じ、こういう治療者の特殊な反応を逆投影性同一視とよんでいる[8]。

さらにビオンは「コンテイナー－コンテインド」モデルによって、転移／逆転移状況を、赤ん坊と母親の関係になぞらえて描き出している[1]。すなわち、赤ん坊は自分の対処できない経験を投影性同一視により母親のなかに投げ入れ、母親は夢想 reverie の機能によってその意味を理解して赤ん坊に返してやる。このようにして赤ん坊は、自分の経験を自己の内に受け容れられるようになる。治療者はこういう母親の機能を果たし、患者が分裂・排除した不安・恐怖や自己の一部を患者に返してやる。ビオンは、患者の投影同一視を安定した気持で受け容れられる治療者の能力を、保持する力 capacity to contain と概念化し、治療者の主要な機能としている。

ラングスは治療者の役割と患者の役割を次のように説明している[10]。すなわち治療者の役割には(1)治療の枠組・基本的ルールを設定し維持する、(2)患者を抱え、投影性同一視を保持し代謝する（コンテイン・メタボライズ）、(3)患者の象徴的連想、投影性同一視そして意味を破壊する努力を解釈する、の三つがあり、これに対応して患者は(1)安全感を獲得し、(2)投影性同一視していたものを自己の内界に保持するようになり、(3)自己の言動の意味を理解できるようになる、という。

こういう治療者の役割を果たすためには、転移／逆転移状況を生きつつ、その由来と意味を洞察することが必要である。

治療者と患者の役割——そこからの逸脱と再統合

「治療者－患者」関係の二重性

精神療法における治療者－患者関係は二重性を帯びている。一方で患者は、治療者と対等の自己決定権をもった人間として、治療者とのあいだに治療契約をとりかわす（昨今この契約のありかたとしてインフォームド・コンセントということが強調されている）。ここでは治療者と患者の関係はあくまでも意識的であり、現実的であり、理性的であり、そして現在的である。

しかし、いざ精神療法的関係が始まると、両者の関係はかならずしもすべて意識的ではなく、無意識的となり、現実的ではなく空想的となり、理性的ではなく情緒的となる。そしてその関係のなかに、現在ばかりでなく過去が甦ってくる。幼児期から現在にいたるさまざまな時代が重層的に、ときには濃縮されて現われてくる。そしてそこにある共通性が浮かび上がる。「現在的」と対比してこれを「通時的」とよぼう。

前者の関係は職業的・契約的関係であり、後者の関係は個人的・転移／逆転移的関係である。前者をA関係、後者をB関係として両者の比較対照を表に示そう。

A 関 係	B 関 係
意 識 的	無 意 識
現 実 的	空 想 的
理 性 的	情 緒 的
現 在 的	通 時 的
職 業 的	個 人 的
契 約 的	転移／逆転移

精神療法関係の二重性

精神療法的関係とは「まずA関係が成立し、その枠組のなかでB関係が発展して、そこで患者の問題が展開され理解される。そしてふたたびA関係が再確認されて終結となる」そういう関係である。A関係は、そこでB関係の展開が可能になる舞台のようなものであり、その舞台でB関係が演じられる。B関係のドラマの最中には、A関係のことは忘れられているかにみえるが、B関係のドラマが終わると、A関係がずっと存在しつづけていたことが改めてみえてくる。

まずはこのように精神療法的関係をA・B両関係の二重性をもつ関係と捉えておく。現実の臨床では、この両関係は重なりあい、交わりあい、ときには混同される。治療者はA・B両関係を生きつつ、A関係のなかにB関係がなにゆえどのように登場してきたかを理解し、ふたたびA関係に立ち戻ろうと努める。その繰り返しが精神療法的営みである。

治療者と患者の役割——その逸脱と再統合

それでは、A関係において治療者と患者がそれぞれどのような役割をもつのか、つまり精神療法（とりわけ精神分析的精神療法）のなかでは治療者と患者にそれぞれ何をすることが期待されているか、について考えてみたい。私はそれを次のように整理している。[13]

患者の役割
①自身の問題の解決を求めて専門家に助力を依頼する（依頼者になる）。
②治療構造を守る。
③自分の内界を包み隠しなく言葉にする。
④治療者の介入を受け入れて自分の言動の意味を理解できるようになる。それによって自分の問題（不安や葛藤）をいまいちど自分の中に引き受ける。
⑤自分の問題に自分で対処できるようになる。つまり患者（依頼者）でなくなるように努める。

治療者の役割
①依頼に応えうる知識と技術をもつ（と想定される）専門家として患者の依頼を受け入れる。
②治療構造を設定し、維持する。
③患者に傾聴し、理解する。
④理解したところを患者に言葉で伝達する。それによって患者の問題をいまいちど患者のなかに差し戻す。
⑤面接の仕事のなかでの治療者の分担をすこしずつ少なくする。つまり治療者でなくなるよう努める。

これがA関係が成立するときに患者と治療者おのおのに期待される役割である。もちろん、現実の患者と治療者がすべてこうであるという意味ではなく、これはいわば理想的な患者と治療者の役割を示したものである。

役割からの逸脱と再統合

さきほど述べたB関係は、このA関係における役割からの逸脱として捉えることができる。精神分析の諸概念はこの逸脱に着目し、それをさまざまな観点から概念化したものと考えられる。以下、治療者と患者おのおのの役割①〜⑤について検討する。

①について　精神療法的関係とは、援助を求める依頼者とそれに応えうる知識と技術をもつと考えられる専門家とのあいだの職業的関係であり、まず依頼があって始まる。しかし、我々精神科医がかかわる多くの患者は、初めからこういう依頼者として我々の前に現われるわけではない。たとえば病識のない精神病者はそもそも受診しようとしない。さまざまな行動上の問題をもつ人格障害の患者も、その行動が自我親和的であるかぎり、わざわざ解決を依頼したりはしない。そういうばあいは、彼らにどうしたら依頼者になってもらえるかが問題であり、彼らのなかに潜在的依頼者を見いだしはたらきかけることが必要である。依頼する気持が一方であっても、精神科医へのなんらかの先入観・不信や敵意があれば依頼しにくい。こういう患者は治療者に「依頼に応えうる専門家」以外のものをみているわけで、そこにはすでに「転移」がはたらいているといえる。また治療者が、援助する専門家としてではなく、たとえば救い主として出現したいと思うときは、そこに「逆転移」がはたらいている。

②について　治療者は治療構造を設定し、患者はそれを守ることが期待されるが、じつはこれがなかなか困難なことである。たとえば境界例はしばしば遅刻し、欠席し、あるいは時間がきても面接室から去ろうとせず、ときには時間外に、それも面接室以外のところで会いたがる。ばあいによっては、治療者の自宅に押しかける。時と所をかまわず電話をかけてくる。こういうふるまいが「抵抗」とか「行動化」とかよばれる。こういうふるまいをするときの彼らは、治療者を専門家以外の者たとえば母親とみているので、そこに着目すれば、「転移」が生じているといえる。

治療者のほうから治療構造を破ってしまうばあい、たとえば面接室でなく喫茶店で患者に会ったりするばあい、それは治療者の「行動化」であり、そこに「逆転移」がはたらいている。

③について　患者は自己の内界を包み隠さず言葉にすることが期待されるが、これもしばしば困難な仕事である。患者が内界の感情を主観的に体験できなくて言葉にしにくいばあいもある。あるいは「こんなことは治療に関係ない」「これを言うのは恥ずかしい」「こんなことを言うと見捨てられる」など、さまざまな気持のために包み隠しなく言葉にすることができなくなる。言葉にしないということが「抵抗」であり、その背後にある気持が「転移」である。言葉で表現する以前に行動に発散する（つまり行動化する）患者もある。

治療者は傾聴し理解する。そのためには患者の話を患者の文脈で聞かなくてはならない。これが困難になるとき、そこに逆転移がはたらいている。

④について　治療者は、理解したところを患者に言葉で伝達する。これが「解釈」であり、治療者の最も重要な仕事である。解釈は、患者にその役割からの逸脱に目を向けさせ、その由来と意味を理解させる。これによって逸脱がふたたび役割のなかに再統合されるのである。ただ受け身的なだけの治療者にはこれができない。あるいは、治療者が言葉で伝達する以上の（あるいは以外の）ことをしたくなる（あるいはしてしまう）こともある。患者のこころのなかに孤独をみてとると、その理解を伝えるのではなく、患者を慰めてやりたくなる。面接時間を延長したり、回数を増やしたり、ときには面接室以外で会おうとする。患者を抱きしめてやりたいと思い、ときには実際にそうしてしまう。これらは治療者の「行動化」であり、その底にある感情が「逆転移」である。

患者は治療者の介入を受け入れて、自身の言動の意味を理解できるようになる、つまり自分の問題を改めてより意識化されたかたちで自己の内に引き受けることが期待される。これも困難な仕事である。たとえば治療者の言葉がまるで権威的・圧倒的な父親の言葉のように思えて反発してしまう。反発が「抵抗」であり、反発を生じさせる感情が「転移」である。

⑤について　患者は依頼者であることから、治療者は援助者であることから、なるべく早く脱却しようと努めなけ

ればならない。これは奇妙なことのように聞こえるかもしれないが、じつは患者・治療者双方にとってきわめて重要な仕事である。患者がいつまでも依頼者にとどまろうとするときは「退行」が生じているわけで、そのままでは患者は自立した個人になれない。いつまでも援助者としての役割にとどまろうとする治療者は、じつは自分に依存してくれる人を必要としていて、そのために患者を幼児扱いする。子離れできない親に対して子どもがいかに苦闘しなければならないかを思い浮かべてみれば、この治療者の仕事の重要性がわかる。

以上が、精神分析的精神療法において治療者と患者が守るべき役割とそこからの逸脱についての私の理解である。ここで注目すべきことは、患者はその役割を守ることを一貫して期待されはするが、同時に、その役割から逸脱することを予期されているということである。精神分析の諸概念（たとえば抵抗、退行、行動化、転移など）は、この逸脱に着目し、それにある意味を付与して概念化したものである。

たとえば「抵抗」は、患者が治療構造を守らない、内界を包み隠しなく言葉にしない、治療者の介入を受け入れない、というようなことをいう。「退行」は患者がいつまでも依頼者（つまり被援助者）でありつづけようとすることをいう。「行動化」とは患者が自己の内界を言葉で表現せず行動に発散することをいう。「転移」は患者が治療者に対してここであげた治療者の役割以外の（あるいは以上の）ことを求めることをいう。この意味では、抵抗・退行・行動化とよばれる現象の底にある感情を「転移」とよぶといってよい。つまり、転移が作動しているときには、患者はその本来の役割を守りにくくなる（あるいは守らなくなる）。逆にいえば、患者がその本来の役割を守らないときにその底にははたらく感情を転移という。

精神分析的精神療法とは、患者がその本来の役割から逸脱するところに注目し、とりあげ、患者がなにゆえ逸脱するのか（せざるをえないのか）の探究に患者を誘い、それをとおして患者をその本来の役割に差し戻そうとする営みの繰り返しである。また「逆転移」とは、治療者がここで述べた役割を守りにくくなるときにその底にはたらいている感情をいう。つまりA関係のなかにB関係が侵入してきて、A関係が危機に瀕するときに、そこで作用している患者および治療者の感情が転移および逆転移である。

以上述べたように、転移／逆転移は、（私の考える）患者と治療者の理想的役割の遂行を妨げるものとして現われてくるのだが、精神分析的精神療法は、その妨げとなるところをむしろ治療の手がかりにし、その意味と由来を探究することをとおして、患者と治療者をふたたびその理想的役割に差し戻そうとするダイナミックな営みであるところが、ほかの精神療法と異なる特徴である。ほかの精神療法では、患者がその治療法が期待する役割を守らないときには、適応外とされるであろう。役割からの逸脱にむしろ注目し、それを役割のなかに再統合しようということが、精神分析の豊かな発展を可能にしてきたのであろう。

一　境界例とのかかわりから

私自身が何年かまえに経験した一境界例とのかかわりを述べ、そこに作用していたと考えられる転移／逆転移関係を振り返り、前節で述べた視点から検討してみる。かつてのごく短い症例報告を手がかりに当時を振り返り、それにいまの私がコメントするようなつもりで、この経験を検討してみたい。

患者は二十代半ばの女性である。彼女が四歳のとき、慕っていた父親（研究者であった）が不審な死を遂げ、六歳のとき母親の再婚先について行きそこで育った。患者は、心臓病のある母親に負担をかけまいと、「良い子」を演じてきたが、高校卒業前後から不安、抑うつ、リストカットなどが生じ、いくつかの病院を転々としたのち私のもとへ受診した。彼女は初めは治療者を理想化し同一化の対象とするようにみえたが、次第に感情不安定となり、面接場面でカルテを破ろうとしたり、手首を切ろうとしたり、それを止めようとする治療者に殴りかかろうとしたりした。治療者（私）はこの患者の変化の意味が理解できず、困惑と怒りを感じたが、黙って我慢していた。こういう関係が二、三カ月続いたころ、たまたま治療者に数カ月先の転勤の話がもちあがった。治療者がそれを告げてしばらくしたころ、患者は「先生のそばにいると、こころのなかのドロドロしたものが溢れ出てきて、手に負えなくなるから、別の病院に変わりたい」と言い、治療者も同意して転院した。その後その病院に入院したが、そこの医師とも安定した関係がもてず、一カ月ほどして治療者（私）のもとに戻ってきた。

再開後最初の面接で、患者は、最近友人が死亡したこと、その友人に患者は何もしてやれなかったことを語った。ついで話は母親の再婚のときのことに及んだ。母親は再婚するとき患者を父親の実家に置いていこうとしたが、患者が「連れて行って」と訴えてついて行ったのだという。面接はその話に終始した。そのとき私は中断・再開の意味を話しあおうと思っていたのだが、患者はそれにふれず話題にしなかった。

この患者は、私が精神科医になってまだ日の浅いころに面接を始めた例である。彼女は知的会話を好み、精神医学や心理学に関心を示し、面接場面でも知的議論を好んだ。ところが次第に感情不安定になり、治療者を攻撃しはじめた。ほかの人たちに対してはあいかわらずきちんとした知的な女性である彼女が、なぜ私にだけ不安定になるのか、私にはわからず、困惑した。面接が重荷になっていたが、当時スーパーヴィジョンを受ける機会もなく（というより受けることへの不安と抵抗があり）ひとりで悩んでいた。

患者は早く亡くした父親を理想化し、父親のような知的職業に就きたいと願い、自分が女であることを嫌って「中性」になりたいと言っていた。彼女は治療者に父親を見て、治療者を理想化し同一化しようとしていたのであろう。しかし同時に、自分とさして年齢のかわらぬ治療者をライバル視し、知的に治療者に打ち勝とうとしていた。こういう理解を患者に伝え、患者がどう応じるかを見てみるべきであった。傾聴し理解し、その理解を患者に伝えるのが治療者の仕事であるはずである。

なぜそういう理解にそのときいたらなかったのか（あるいは多少とも理解したのになぜ伝えられなかったのか）。つまり、治療者としての仕事がなぜできなかったのだろうか。私のなかに、彼女から理想化されることにある種の自己愛的満足があったのかもしれないと思う。理想化され同一化の対象とされることは快いものである。とりわけ当時私自身がそうでありたいと思っていた方向（知的な研究者）への理想化は、私の自己愛を満たしたのであろう。

ところが患者は次第に治療者に攻撃を向けるようになる。「不眠を訴えたのに、無視して、睡眠薬を変えてくれなかった」「いつも面接の終わりに『また来週』と言うのに、先週は言わなかった。わたしを嫌っているんでしょう」など、些細な（と私には思われた）ことで責められて、私は当惑した。

後に思うに、理想化と同一化の対象であった父親（治療者）が次第に愛情の対象になりつつあること、そのことに患者が戸惑いや罪責感を抱き、自分にそういう感情を抱かせる治療者（父親）に怒りを感じていたのであろう。こういう父親転移に、当時の私は充分に気づいていなかった。それまではとくに負担にならず楽しみでさえあった彼女との面接が、気の重い、できれば避けたいものになっていたが、ここで患者を放り出しては、前医に「見捨てられた」体験の繰り返しになるから、なんとか面接を続けたいと思った。もうひとつ、この治療を中断することが同僚や先輩からどう評価されるかという不安もなくはなかった。私はどうしてよいかわからない、どうすることもできない、という心境だった。

そのころ私に、数カ月先の転勤の話が生じた。患者にそれを告げるとき「患者がこれを機会に治療者交代を言いだしてくれれば助かる」という思いがあった。「合法的」に患者から離れられることを望んでいた。そのあと二、三カ月して、先に述べたような患者からの中断の申し出があった。そのとき私は、これが治療者の転勤（の見込み）に対する反応かもしれないと思いつつも、その検討をすることなく、患者の申し出をいわばやすやすと受け入れた。

中断の申し出は、治療構造を設定し維持するという治療者の仕事に直接かかわる重大時であるのに、それをやすやすと受け入れたのでは、治療者の仕事をしていないことになる。それは右に述べたようないくつかの逆転移による。私の逆転移は、一部は、私の置かれていた状況（知的な職業人を目指して精神科医になったばかり）への反応であり、一部は、患者の転移に対する反応である。そして、その逆転移が患者の転移の認識を困難にし、治療者としての仕事を不可能にしていたのである。

再開後の第一回目の面接で、患者は友人の死と母親の再婚のときの話をした。別れ・喪失・見捨てられを語ったのである。これは、いま思えば明らかに治療者との関係を暗示（アルード）していた。治療の中断は、彼女にとっては、友人の死や母親からの見捨てられと等価であったのだろう。

中断と再開をA関係のレベルでみると、いったんは依頼者たることを放棄した患者がふたたび依頼者として現われたのだから、その意味を検討し、再依頼の理由を明確にし、治療構造を再設定するのが治療者の仕事である。そのときなぜ、それができなかったのか。振り返ってみると、私との関係自体を話題にすることが患者のこころのなかに（じつは私のこころのなかに）「ドロドロした手に負えないもの」をふたたびあらわにするのではないか、という恐れが私のなかにあった。だから、患者が直接話題にしないことを幸いに、それをとりあげるのを避けたのだと思う。ただそのときの私は、そういう恐れが自分のなかにあることすら気づいていなかった（問われればすぐ肯定しただろうと思うが）。患者もおそらく同様の恐れをもっていたであろう。中断のときにそう口にしたぐらいだから、再開のときも、こころの底でそう恐れていたであろう。そういう（無意識的）恐れゆえに、患者も、治療者との関係を直接話題にすることを避けたのであろう。もし私がその恐れを自覚できていれば「治療者の感情をとおして患者の無意識が顕在化した」といえたであろう。私は深い感情的関係に立ち入って、そこで生の感情が露呈することにいくばくか恐れを抱いている。私は日常の人間関係のなかでも、できるだけ距離をとろうとしがちである。こういう私の恐れが、この患者との面接のなかにも現われたのであろう。

もうひとつ重要なことは、患者の連想が母親に及んでいることである。それまで患者は、亡き父親について語ることが多かったのだが、治療の再開に際して母親の再婚を語っている。治療者が転勤して彼女を置き去りにしようとしたように（私が内心そうしたいと思ったことを彼女は感知したのだろうか）、父親は彼女を残して逝き、母親も彼女を置き去りにしようとした。中断の申し出は、置き去りにされるよりは置き去りにしようとする、運命の犠牲者であるよりは運命をみずから作り出そうとする、彼女の試みであったろう。

彼女は母親に訴えて再婚先へついて行った。以後は再婚先で母親を困らせることのないよう「良い子」で過ごしてきた。母親には心臓病があり、患者は母親に負担をかけることが母親の病いを重くはせぬかと恐れていた。しかし、母親について行きたいと訴えたときの彼女は、母親に愛を求めつつ、自分を置き去りにしようとする母親に怒りをもち抱いていたであろう。愛と怒りの両価的感情がそのとき彼女のこころに渦巻いていたであろう。彼女が治療者に向けている、依存しつつ攻撃するという矛盾した態度は、あるいは母親への感情と重なっていたかもしれない。父親転移とみえていたものの背後に母親転移が重なっていた。彼女は、自分を見捨てて転勤しようとする治療者のところへ戻って来つつ、そういう治療者に怒りを抱いていた。そういう両価的感情が露呈することは、彼女にとって収拾困難な事態だったのであろう。

彼女は青年期に入って母親に対して「良い子」ではなくなり、反発しはじめた。母子の関係は緊張をはらんだものになっていった。狭心症の持病がある母親は、いつも心臓の薬を持ち歩き、発作のときに服用していた。患者は母親に腹が立ったときに「母親の薬と自分の服用している精神安定剤とを差し替えておこう。そうすれば母親は狭心症の発作で死ぬかもしれない」と密かに思ったという。彼女がこういう思いを抱いてから数週間後に、母親が実際に狭心症の発作を起こし、重態になった。患者はたいへん動揺し、抑うつ的となった。私は、母親の病気は患者の責任ではないことを繰り返し保証し、抗うつ薬を処方した。

ところが患者は、私が処方した抗うつ薬四日分の処方箋を十四日分と改竄して薬局で受け取った。それだけの量の薬をすぐに一度に服用した。

外来の待合室で傾眠状態になっているところを看護師に発見されて、診察室に運ばれてきた彼女に、私は「薬を飲んだの?」と呼びかけた。ひょっとして大量服用するのではないかと恐れていたので、四日分だけの処方をしたのだった。彼女が持っていた薬の袋から、彼女が処方箋を改竄して十四日分を一度に服用したことがわかった。そのとき私の言った言葉をいまも覚えている。「それは、わたしの処方ではない」。

患者は重態に陥った母親を見て、自分も死なねばならぬと感じたのであろう。薬を差し替えようという自分の恐ろしい思いが母の死を招いたのでは、と思い、激しい罪責感をもったのであろう。患者は治療者の手にかかって死ぬことで、母親への償いをしようとしたのであろう。あるいは自分を母親と同一視し、治療者に自分を見て、自分の手にかかって死ぬ母親を演じたのだろうか。

いまこれを書いていて愕然とするのは、そのとき私がまず「それは、わたしの処方ではない」と言ったことである。患者が処方箋を改竄したのだから、たしかに患者の服用した薬は私の処方ではない。私には責任はない。母親が重態になったとき、患者は「自分が薬を差し替えたわけではない」と繰り返し言い、治療者もそれを支持し「あなたには責任はない」と繰り返し告げていた。私は患者の立場にたって、母親役を演じて死のうとする患者に「自分のせいではない」と叫んだのであろうか。彼女と私のあいだで自他が逆転し、患者は治療者に、治療者は患者に、患者は母親に、治療者は娘に、なっていたのだろうか。投影性同一視の行き交う場では、こういう自他の逆転がしばしば起こるものである。しかしそのときの私には、そういう理解をもつ余裕はなかった。「それは、わたしの処方ではない」という私の言葉は、「患者の死（の可能性）への責任を回避したい」という気持が言わせた言葉であろう。私のなかに密かに大きくなっていた患者への怒りを否認しようとした言葉だったのであろう。

こういう転移／逆転移状況に気づかなかった私は「患者の行動化の意味を理解しそれを患者に伝える」という治療者のすべき仕事をすることができなかったのである。

幸い母親は回復し、患者も大事にはいたらなかった。この事件のあと患者は母親から距離をとるようになり、精神状態もいくぶん落ち着いた。自殺を企てたことで彼女の自罰欲求が満たされ、罪責感が和らいだのであろうか。あるいは、自分が母親となりその死を演じることで、彼女のこころのなかの巨大な母親像を葬ったのであろうか。そのときの私には、患者がいくぶんか落ち着いた意味が理解できず、患者に伝えることもできなかった。ただ、母親も患者も無事であったことにはほっとして「二人とも無事でよかったですね」と伝えただけだった。この治療者の無邪気な言葉は患者をほっとさせたかもしれない。

その後、私の転勤にともなって治療者が交代した。患者は淡々と別れを告げた。新しい治療者によると、「前治療者（私）が母親と重なっていたのでは」という彼の示唆を受け入れた患者は、まるで憑きものが落ちたかのように穏やかになったという。
この例で私は転移／逆転移の渦の中に巻き込まれ、患者の言動に振り回されていただけであった。患者と治療者の言動を「それぞれの理想的役割からの逸脱」に着目して見直し、その由来と意味を検討するという視点が欠けていたゆえと思われる。

おわりに

転移と逆転移は、依頼者と専門家という役割関係で始まる「患者‐治療者」関係のなかにすこしずつ忍び込み、次第にその力を増し、やがては治療の舞台中央に躍り出る。患者と治療者は、あたかもオペラの舞踏のパートナーのように、たがいに（無意識的に）協力しつつ転移／逆転移関係を踊る。二人がどういうドラマを演じるかに、おのおのが生きてきた人生が凝縮され、映し出される。治療者はこの舞踏の一方のパートナーを演じつつ、同時に、自分がどのように振り付けられているかを（意識的に）理解し、その理解を患者に伝えなければならない。理解が共有されると、転移／逆転移関係のドラマは次第に終わり、両者は舞台のソデに引っ込むのである。

――世界は舞台だ。すべての男と女は役者に過ぎぬ。誰にも出があり引っ込みがある。―シェイクスピア

(1) Bion, W. *Learning from Experience.* Heinemann, 1962.
(2) 遠藤裕乃・福島章「逆転移の研究――概念の歴史とその治療的意義」『上智大学心理学年報 20』（一九九六年）。
(3) Freud, S.(1905) 細木照敏・飯田真訳「あるヒステリー患者の分析の断片」『フロイト著作集 5』（人文書院、一九六九年）。
(4) Freud, S.(1910) 小此木啓吾訳「精神分析の今後の可能性」『フロイト著作集 9』（人文書院、一九八三年）。
(5) Freud, S.(1912) 小此木啓吾訳「分析医に対する分析治療上の注意」『フロイト著作集 9』（人文書院、一九八三年）。
(6) Freud, S.(1915) 小此木啓吾訳「転移性恋愛について」『フロイト著作集 9』（人文書院、一九八三年）。
(7) Greenson, R.R. The problem of workingthrough.in（Schur, M.ed.）*Drive, Affects, Behaviors.*, International University Press, 1965.
(8) Grinberg. L. On specific aspect of countertransference due to projective identification. *Int.J.Psycho-Anal. 43.*, 1962.
(9) Heimann, P. On counter transference. *Int.J.Psycho-Anal. 31.*, 1950.
(10) Langs, R. *Psychotherapy A basic text.* Jason Aronson, 1982.
(11) Menninger, K(1958) 小此木啓吾・岩崎徹也訳『精神分析技法論』（岩崎学術出版社、一九六九年）。
(12) 成田善弘「投影性同一視と逆転移」『精神療法の探究』（金剛出版、一九九四年）。
(13) 成田善弘「精神療法の失敗について」『精神療法 20』（一九九四年）。
(14) Racker, H.(1968) 坂口信貴訳『転移と逆転移』（岩崎学術出版社、一九八二年）。
(15) Sandler, J., Dare, C. and Holder, A.(1973) 前田重治監訳『患者と分析者』（誠信書房、一九八〇年）。

あとがき

本書は転移／逆転移の概念についての解説書ではない。日々の臨床実践に苦労している心理臨床家にとってはほとんど避けることのできない「転移／逆転移」現象について考えるのに、同じく苦労している者としてすこしでもお役に立てれば、という思いが込められている。事の始まりは、編者二人が「わが国の心理臨床にもぽつぽつ、ふつう転移／逆転移とよばれている現象について本格的に論じあってもよい時期がきているのではないか」ということで意見が一致したことであった。これは昨年（一九九五年）の日本心理臨床学会第十四回大会の事例報告を、手分けして聞いたあとの印象である。

さて、転移に気づかなかったために患者アンナ・O嬢との関係がこじれて逃げ出したブロイエルの逸話は有名だが、こういう現象が生じるには、そうとう深い関係がカウンセラー・クライエント間に起こっているはずである。もちろん、カウンセリングにとって「深い関係」だけが有効なのではない。しかし、その展開に応じていつでも深いかかわりに開かれていることが肝要である。そこでは「深さ」「浅さ」の意味がまず問われなければならない。

それについて、フロイト派とユング派のあいだにはある程度のずれがある。さらにいえば、同じ学派内にあっても、そのとらえかたは千差万別なのではないだろうか。だからもちろん本書の執筆者のあいだでもこの問題について意見の一致があるわけではない。したがって各執筆者には、まずそれぞれが「この現象をどう考えているか」、そのうえでその考えが「みずからの実践にどうかかわっているか」について書いていただいている。執筆陣にはいわゆるフロイト派・ユング派などと目される人たちも混じっているが、こうした学派の代表的見解を解説するのが目的なのではなく、あくまでも執筆者個人の考えが述べられている。だから、ベテランといわれる人たちに混じって中堅クラスの方々にも書いていただいた。

ところで、筆者二人は精神科医と心理臨床家であり、本書は医師と心理士の協力のうえで成ったものとお考えいただいてよい（執筆者も、両者あいなかばするようになっている）。しかし、一般には心理臨床の仕事に理解のある医師は少数派であると聞く（その少数派にしても、かならずしも心理士の仕事を充分に評価しているとは思えぬ節がある）。そしてなにより、平均的な精神科医と平均的な臨床心理士のあいだには、現在なお歴然とした実力の開きがある。いずれこの差は埋められなければならないが、そのためにはまず、医師と心理士のあいだに信頼しあった緊密な連繫を打ち立てねばならない。本書のとりくみは、そのための一石ともいえる。

なおすこし話はそれるが、臨床心理士の一人として、とくに同じ臨床心理士の読者に訴えたいことがある。それは、研修に対する我々の態度がまだまだ甘いのではないか、ということである。ただしこれは、病院の劣悪な条件下でなお心死に努力している方々を指しているのではない。比較的恵まれた状況にいると考えられる人たちに対して、このような思いを抱かざるをえないのである。それぞれの心理士の実力にはもちろんかなりのばらつきがある。この差は謙虚に、あるいは悪びれずに認めあっていかねばならない。そのためには、おたがいができるだけじかに切磋琢磨する必要がある。ところがわが国の現状では、中堅レベル以上の臨床家がむしろ指導者として活躍しすぎているのではないか。実力というものは、同等もしくはそれ以上の人たちとの接触をとおしてしか向上しない。その営みが現在ことさら避けられているのではなかろうか。

さらに気になるのは、いま指導的立場にいてそれだけの力もある人たちが、やはりみずからの研修に対して消極的なのではないか。あるばあいには、いままで築いてきた立場が崩れてでも、同レベルの人たちと討論する必要があるのではないか。それによってこのレベルの人たちがもっと実力をつければ、中堅以下の人たちにより厳しく指導できる。すると彼らがさらに経験の浅い人の先人としての役割を果たし、じつはそれが、臨床心理士全体のレベルをいっそう引き上げるための、最も迂遠にみえるが最も近い道であるような気がしている。たとえば東京大学出版会の『分裂病の精神病理』シリーズは、医師たちがかつてそういう努力をしてきたことの証である。そこに登場した人たちが、現在の精神医学界を名実ともにリードしている錚々たる面々であることにおそらく異論はあるまい。それほどの人たちが（もっとも、当時は気鋭の新人だったのだろうが）歯に衣着せぬ議論を展開できたというところに、かつての彼らの自信と謙虚さをうかがうことができる（門外漢的印象をいえば、あのシリーズは、戦後わが国の精神医学界の打ち立てた金字塔のひとつであろう）。

「人情紙のごとく薄く、団結鉄のごとく固し」という言葉を聞いたことがある。学問的には先輩後輩の義理を超えて徹底的に論じあい、しかもおたがいのあいだに専門家どうしとしての深いつながりを感じあっている関係、と理解している。「棲み分け」理論の今西錦司博士門下のスローガンであったらしい。その精神を心理士全体に及ぼすことはもちろん不可能であるにしても、すくなくとも目指すべき方向としては認めてよいと思う。いまこそ、老いも若きも、文字どおり初心に帰って努力すべき時なのである。

以上、年甲斐もなく（あるいは年に甘えて）日ごろ思っていることを書かせてもらった。本書はもちろん、心理臨床を目指す医師にも充分に役立つ内容だと思っているが、臨床心理士の一人として、とくに心理士仲間に申し上げたかったことである。

おわりに、こうした企画に賛同し、編集その他の縁の下の仕事に若いエネルギーを惜しみなく注いでくださった津田敏之氏に、あつく御礼申し上げる。

一九九六年三月五日

氏原　寛

新版あとがき

この本が、結局は三冊になったシリーズの第一冊になるとは当初思いもよらぬことであった。他の二冊は『共感と解釈』と『意識と無意識』である。同じく人文書院から出版していただいた。ところが続発の二冊が版を重ねているにもかかわらず、一番評判のよかった本書がいろいろな事情で元のままの形で再版できないことが、編者二人には気がかりでもあり残念なことでもあった。今回元の形に近い新版として再び読者の前にお届けすることができて、編者としては肩の荷がおりた思いである。

そこで「あとがき」に何かつけ加えろという出版社の要請をうけて、こうして書き始めているのであるが、先の「あとがき」に述べた心理臨床家への促しのごときものが、一〇年以上経った現在にいたってもほとんどうけとめてもらえていないことに、何ともいえぬ思いである。もっともこの間、心理臨床の世界では、エビデンスかナラティヴかの議論が喧すしかった。ポストモダン、社会構成主義といったことばが飛び交い、個人療法は時代遅れであるかのごとき説をなす臨床家さえ少なからず現れた。しかし同じ流れの中から質的研究法をうんぬんする人たちが出現し､旧来の方法論にこそ事の本質を明らかにする手立てがひそんでいる、ともいわれている。おそらく、どちらがよいか悪いかの問題ではないのである。どちらかに偏りすぎる所に問題があるのであろう。私自身は大雑把にいって自然科学的客観主義と人文科学的主観主義という、一見相反的で実は相補的な二つの流れに、われわれがあらためて直面する時が来ているのではないか、と思っている。そのことをテーマとして、あらためてもう一冊を編まなければならないのではないか、とさえ。要するに今世紀が人類全体の命運を賭けた極めて深刻な時、と見ているわけである。だから事は心理臨床の世界に収まりきらぬ大きな問題であるのかもしれない。

というようなことで、はじめに思ったより遥かに拡散した文章がさらに広がりそうになってしまった。意のあるところを何とかお受けとめいただければ幸いである。

なお新版のために力を尽くして下さった谷誠二氏、井上裕美氏に心から感謝の意を表したい。

二〇〇八年七月五日

氏原　寛

執筆者紹介（掲載順）

藤山　直樹（ふじやま・なおき）
一九五三年生まれ、東京大学医学部卒業。
上智大学名誉教授、個人開業。精神科医、日本精神分析協会正会員。
『精神分析という営み』（岩崎学術出版社、二〇〇三年）
『集中講義・精神分析　上・下』（岩崎学術出版社、二〇〇八／二〇一〇年）
『落語の国の精神分析』（みすず書房、二〇一二年）ほか。

菅　佐和子（すが・さわこ）
一九四九年生まれ、京都大学大学院博士課程修了。
京都大学名誉教授、深草ＹＹＯＳ研究所。教育学博士、臨床心理士。
『思春期心理臨床のチェック・ポイント』（編、創元社、二〇〇五年）
『クラスに悩む子どもたち』（共・編、人文書院、二〇〇四年）
『箱庭ものがたり』（編、木立の文庫、二〇二〇年）ほか。

松木　邦裕（まつき・くにひろ）
一九五〇年生まれ、熊本大学医学部卒業。
京都大学名誉教授。精神科医、日本精神分析協会会員。
『対象関係論を学ぶ』（岩崎学術出版社、一九九六年）
『精神病というこころ』（新曜社、二〇〇〇年）
Ｅ・スピリウス編『メラニー・クライン　トゥディ』（監、岩崎学術出版社、一九九三年）ほか。

李　敏子（り・みんじゃ）
一九五九年生まれ、京都大学大学院博士課程修了。
椙山女学園大学人間関係学部教授。博士（教育学）、公認心理師、臨床心理士。
『心理療法における言葉と身体』（ミネルヴァ書房、一九九七年）
『意味の臨床―現実をめぐる病理』（新曜社、二〇〇二年）
『ファーストステップ心理的援助』（創元社、二〇一一年）
Ｃ・Ｇ・ユング『子どもの夢』（共、人文書院、一九九二年）
Ｍ－Ｌ・フォン・フランツ他『臨死の深層心理』（共、人文書院、一九九四年）
Ｊ・マクドゥーガル『身体という劇場』（共、創元社、一九九六年）ほか。

中本　征利（なかもと・まさとし）
一九四二年生まれ、京都大学医学部卒業。
中本精神分析クリニーク。精神科医。
『存在と性』（勁草書房、一九八四年）
『フロイトとヘーゲル』（勁草書房、一九八五年）
『精神分析技法論』（ミネルヴァ書房、一九九五年）
『源氏物語異考』（蝸牛新社、二〇〇二年）
『日蓮と親鸞』（人文書院、二〇〇四年）
『武士道の考察』（人文書院、二〇〇六年）

藤原　勝紀（ふじわら・かつのり）
一九四四年生まれ、九州大学大学院博士課程修了。
京都市教育相談総合センター常任顧問、放送大学京都学習センター所長、京都大学名誉教授。博士（教育心理学）、臨床心理士。
『三角形イメージ体験法に関する臨床心理学的研究』（九州大学出版会、一九九四年）
『催眠療法』（編、福村出版、一九七七年）
『カウンセリング事例集』（共、ミネルヴァ書房、一九九四年）ほか。

横山　博（よこやま・ひろし）
一九四五年生まれ、京都大学医学部卒業。
甲南大学文学部名誉教授。精神科医、日本ユング派分析家協会、臨床心理士。
『神話のなかの女たち』（人文書院、一九九五年）
Ｈ・Ｆ・サールズ『逆転移　３』（共、みすず書房、一九九六年）
『心理療法とこころの深層』（新曜社、二〇〇六年）
『心理療法と超越性―神話的時間と宗教性をめぐって』（編著、人文書院、二〇〇六年）ほか。

岡田　敦（おかだ・あつし）
一九五二年生まれ、上智大学文学部卒業。
元椙山女学園大学人間関係学部教授。臨床心理士。
『心理臨床ケース研究　１』（共、誠信書房、一九八三年）
『精神療法の実際』（共、新興医学出版社、一九八九年）
『青年期患者の入院治療』（共、金剛出版、一九九一年）
『心理臨床の治療関係』（共、金子書房、一九九八年）ほか。

鈴木　龍（すずき・りゅう）
一九四三年生まれ、東京大学医学部卒業。
鈴木龍クリニック。精神科医。
Ｄ・Ｈ・マラン『心理療法の臨床と科学』（誠信書房、一九九二年）
『精神の科学　第２巻』（岩波書店、一九八三年）
『「永遠の少年」はどう生きるか』（人文書院、一九九九年）
Ｒ・アンダーソン他編『思春期を生きぬく』（監、岩崎学術出版社、二〇〇〇年）ほか。

渡辺　雄三（わたなべ・ゆうぞう）
一九四一年生まれ、名古屋大学工学部中退。
人間環境大学大学院人間環境学研究科特任教授。渡辺雄三分析心理室。臨床心理士。
『病院における心理療法』（金剛出版、一九九一年）
『夢分析による心理療法』（金剛出版、一九九五年）
『夢の物語と心理療法』（岩波書店、二〇〇二年）
『夢が語るこころの深み』（岩波書店、二〇〇六年）
『私説・臨床心理学の方法』（金剛出版、二〇一一年）ほか。

編者紹介

氏原　寛（うじはら・ひろし）

1929年生まれ、京都大学文学部卒業。2019年逝去。
前帝塚山学院大学大学院教授。学術博士、臨床心理士。
『意識の場理論と心理臨床』（誠信書房、1993年）
『ユングを読む』（ミネルヴァ書房、1999年）
『カウンセラーは何をするのか』（創元社、2002年）
『ロールシャッハ・テストとTATの解釈読本』（培風館、2005年）
『カウンセリング実践史』（誠信書房、2009年）
『心とは何か』（創元社、2012年）
『カウンセリングは専門職である』（人文書院、2014年）
C. G. ユング『子どもの夢』（監、人文書院、1992年）
A. ヤッフェ編『ユング そのイメージとことば』（誠信書房、1995年）ほか。

成田 善弘（なりた・よしひろ）

1941年生まれ、名古屋大学医学部卒業。
成田心理療法研究室。精神科医、臨床心理士。
『精神療法の第一歩』（診療新社、1981年：新訂増補版、金剛出版、2007年）
『心身症と心身医学』（岩波書店、1986年）
『青年期境界例』（金剛出版、1989年）
『強迫性障害』（医学書院、2002年）
『精神療法家の仕事』（金剛出版、2003年）
『精神療法を学ぶ』（中山書店、2011年）
『精神療法家のひとりごと』（金剛出版、2019年）
J. F. マスターソン『逆転移と精神療法の技法』（星和書店、1987年）
N. マックウィリアムズ『ケースの見方・考え方』（監、創元社、2006年）ほか。

ISBN978-4-409-34045-5　C3011

新版 転移（てんい）／逆転移（ぎゃくてんい）
——臨床の現場から

一九九七年　二月二五日　初版第一刷発行
二〇〇八年一一月一五日　新版第一刷発行
二〇二〇年　九月二五日　新版第三刷発行

編　者　氏原　寛
　　　　成田善弘
発行者　渡辺博史
発行所　人文書院
京都市伏見区竹田西内畑町九
電話〇七五（六〇三）一三四四
振替〇一〇〇〇-八-一一〇三
印刷・製本　亜細亜印刷株式会社

落丁・乱丁本は小社送料負担にてお取り替えいたします